养生秘诀

主编　李　桂
主审　张文义

中医古籍出版社
Publishing House of Ancient Chinese Medical Books

图书在版编目（CIP）数据

养生秘诀/李桂主编. －北京：中医古籍出版社，2017.3
（2019.11 重印）
ISBN 978－7－5152－1419－1

Ⅰ.①养… Ⅱ.①李… Ⅲ.①养生（中医）－基本知识
Ⅳ.①R212

中国版本图书馆 CIP 数据核字（2017）第 044706 号

养生秘诀

李桂 主编

责任编辑 刘 婷
封面设计 陈 娟
出版发行 中医古籍出版社
社 址 北京东直门内南小街 16 号（100700）
电 话 010－64089446（总编室） 010－64002949（发行部）
网 址 www.zhongyiguji.com.cn
印 刷 北京博图彩色印刷有限公司
开 本 850mm×1168mm 1/32
印 张 9.5
字 数 180 千字
版 次 2017 年 3 月第 1 版 2019 年 11 月第 2 次印刷
书 号 ISBN 978－7－5152－1419－1
定 价 28.50 元

赠　言

伟大的中华民族历史悠久，幅员辽阔，地大物博。古老的中国传统中医学犹如一颗璀璨的东方明珠，在浩瀚的医学领域中，放射着夺目的光彩。

历代圣祖张仲景、华佗、李时珍等医林先辈，呕心沥血，倾其所学，为子孙后代铸就了不朽经典，令无数后人仰慕和追忆。

在各条战线捷报频传，科学技术突飞猛进，万象更新的今天，医学界更是人才辈出、卧虎藏龙，可谓青出于蓝而胜于蓝。

由于本人工作上的便利，在一次学术研讨交流大会上有幸认识了立志为医生、天生好济人的广东省雷州市南兴镇防治所所长、兼四海联谊会会长的中医师李桂。由于李桂的特色医技和出色的学术论坛给我留下很深的印象，经多次接触、洽谈及本社特派记者实地专访，方知李桂不但医术精益求精而且医德日臻完美。故送诗一首：路徒不畏艰，扶伤德为先，足迹光明照，谱写济世篇。他承其祖训，获真传，成为李氏第五代传人。从医四十余年生涯中，他始终废寝忘食、孜孜不倦地倾心致力于岐黄、民间验方的发掘，勤于探索、勇于实践，利用秘方及自己博才实学，攻克了道道医学难关，为众多绝症患者带来了希望的曙光。临床中，尤为擅长肝硬化、肝腹水、癌症、癫痫、哮喘、妇科、男科等奇难杂症的治疗。多次应邀出席国内、外大型经验交流大会，撰写的学术论文数篇，先后获得金奖和金牌，并相继发表于港、泰等世界著名医学杂志上，其医术精湛、医德高尚，深受广大患者及有关专家学者好评。

他博古融今，力争走中西医结合之路，并将养生保健巧妙地施用于防病治病当中，倡导自我调节的“想象养生保健”，如：“想象蔚蓝的天空、使人胸襟开阔；想象蓝天下的草原，令人心旷神怡、舒畅豪放；想象白云，有轻松安逸之感；想象五彩霞光，给人以温暖、悠闲、安宁和美好的联想；想象皓月当空，思念之情以及那种超凡超俗的真情大爱便会油然而生……”李桂医师的养生保健，既是治病良方，又蕴含了极其深奥的人生哲理。俗话说：“身病源于心病”。人的一生，充满了喜怒哀乐、悲欢离合。七情六欲失控，足以导致各种疾病。人生无常，来去空空，倘若能够很好地把握身心，胸怀大度、宽容、不急不气、不嗔不怒、不怨不恨，理智地面对生活中所需承受的一切，及时调整自己的心态，想方设法拓宽自己的视野，既帮助自己摆脱了困境，又消除了病痛，何乐而不为呢？闻名遐迩、硕果累累的李医师所潜心研创出的养生保健，独具匠心，堪称医学百花园中一奇葩，谱写了中华医学的新篇章，为中华医学事业的繁荣、发展、创新，做出了积极的贡献。

中华医学事业任重而道远，许许多多神奇的医术、验方还有待深入挖掘。祝愿立志悬壶济世、功成名就的李桂医师及所有视救人为己任的有识之士，都能够一一美梦成真！

国家卫生部医促会中外健康产业杂志社总编　教授

2006.8.16

序

伟大的中华民族历史悠久，幅员辽阔，地大物博。古老的中国传统中医学以及养生长寿之法犹如一颗璀璨的东方明珠，在浩瀚的医学和养生保健领域中放射着夺目的光彩。

汉代养生家董仲舒指出，养心靠义。高尚的道德情操，可使人心情愉悦健康长存。夫人有义者，虽贫能自乐；而大夫无义者，虽富莫能自存。做仁者多寿者，外无贪而内清静，心平和而不失中正，取天之美，以养其身。积善有功，常存阴德，可以延年。唯乐可以养生，欲乐者其如为善。这道出了为善、快乐与养生之间的联系。古代养生家认为，善养生者，当以德行为主，而以调养为佐，提出常存安静心，常存正义心，常存欢喜心，常存善良心，常存安乐心等作为养生保健要诀。

李桂医师积五十余年之经验精华，著成《中医论治奇难杂证》《中医临床精要》二本书。他认为奇难杂症折磨人之身心，摧残生命，是人类健康的大敌。人要健康延年，必须以德，以仁慈、仁术、仁爱养生。所以他敢于探索，勇于实践，刻苦钻研，治病救人，造福于民。留神医学、精究方术、勤求古训、博采众方、惟人道主义是务。

该书质朴，文字精要，崇尚实际，不事空谈，概念准确，条理清楚，重点突出，切合临床。论理透彻，通俗易懂。遵其法，法明方效；参心得，灵妙无穷。李医生对中医的临床研究，对儒家、道家、佛家、易学家的养生保健的理论深有研究，真可谓是谦虚好学，博极医源，精勤不倦，精益求精，穷究其因，洞悉其理，精通其性的一代新秀，故于百忙之中主审并乐之为序。

张文义教授

2010 年 9 月 6 日

前　言

中华医学历史悠久，源远流长，博大精深，浩如渊海。医圣张仲景、神医华佗、药王李时珍的医药巨著浩繁宏阔，世界瞩目。数千年来，中华传统中医学随着历史的前进，踏着稳健的步伐向前迈进，显示出无穷的济世魅力，犹如璀璨的明珠，放射出耀眼的光芒。中华传统中医学宝典在历代医学工作者的共同努力下，得到不断发展。帝国主义侵华时期，中华医学事业惨遭摧残和浩劫，损失惨重，奄奄一息。打倒帝国主义后，中华医学事业得到党和政府极大的重视和支持，国家制定了一系列发展中华医学事业的政策和法规，大力培养医学人才，使医学事业沐浴党和政府的阳光雨露，如枯木逢春，迅速复苏和发展，杏林空前繁茂，是国家之幸，人民之幸。

二十世纪末叶以来，中华医学事业与百业同辉，蒸蒸日上，欣欣向荣，生机勃勃，成就辉煌。为进一步挖掘和丰实中华传统医学宝库，展现城乡名医的医术精华，弘扬医疗工作者的高尚医风，愚在医疗实践中，潜心研究，成果丰硕。在为人民防病治病中，以医圣张仲景、华佗、李时珍为榜样，任劳任怨，呕心沥血，造福人民，致力开创中华传统中医学的新纪元。

人类的疾病深深地考验着广大医疗工作者，我们在与非典及甲流的斗争中，面对死亡的威胁，临危不惧，延伸着患者生的历程。我们在没有硝烟的战斗中用血肉之躯，用崇高的信念和精益求精的技术，为我们的事业迎来了胜利的曙光。我们筑起战胜疾病的不倒长城，我们用热血、生命和对医疗事业的热爱，以仁术、仁爱、普救众生之心书写永远铭记的光辉历史。愚作为医疗工作者，悬壶济世之心彰显，以光大良好的社会角色和职业道德为己任，以新的精神面貌、新的步伐迎接新的挑战，中华传统中医药事业要走出世界，让世界了解中华中医学的起源国。中国中医药中国行，中医学的发扬光大，有赖于中医人的代代相传，有赖于中医魂的固守熔铸，有赖于学术的传承。何谓传承？传者，传其思想，传其学术，传其医德，传其精髓，传其精神，传其风格。承者，承其精髓，承其精神，承其风格。为发展中华医学事业，继续挖掘中华传统中医药宝库，为人类的健康多做贡献，完成历史赋予我们的使命，愚现将一部分临床经验和古代的儒家、道家、医家、养生家以及易学家的养生之道搜集为一本小册，公开交流，抛砖引玉，供大家参考，有不足之处请斧正。

作者　李　桂

作者简介

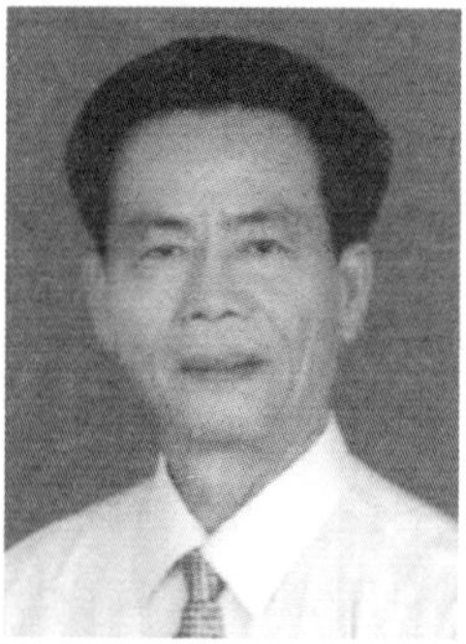

李桂，男，1939 年 1 月出生于广东雷州，汉族，毕业于湛江医专，现任雷州市南兴镇防治所所长，中共党员。

李桂出生于中医世家，先祖李泽春、李钊波、李圣兰、父亲李龙标，均为闻名遐迩的中医师。其自幼受父辈的熏陶，立志从医，悬壶济世，并获真传，成为五代传人。

李桂 1959 年医专毕业后，分配到雷州市调风卫生院任药剂员，助理医师。“文革”后回南兴镇防治所任医师、副所长、所长和卫协会主任。在工作中树立良好的医风和高尚的医德，赢得上级的赞誉及群众的信赖和拥戴。多次被评为县、市医务工作者，当选为市镇多届人大代表。

在 50 余年的从医生涯中，致力岐黄，长年累月搜集、挖掘了大批民间验方，特别是对疑难杂症、肝硬化、肝腹水、肝炎、妇科、内科等，潜心探究，追本穷源，攻克难关，积累了丰富的医疗经验，为不少患者驱走死神。

1991 年经基层和广东省推选，参加第一届全国培训乡村医生学术交流会议。

1993 年参加首届全国乡村医生学术交流会并获金奖。

1995 年 9 月参加在天津召开的全国医学学术会议，并获金奖。

1999 年 10 月参加在北京召开的第十三届知识经济走向市场、走向世界的学术会议并获金奖。

2000 年 3 月参加了香港召开的国际传统中医学术表彰大会，发表 8 篇论文，获金奖。

2000 年 4 月 22 日卫生部在北京人民大会堂召开“国际传统中医学术大会”上有幸与前卫生部长钱信忠合影留念，并获奖。

2001 年在《中国实用综合医学选集》发表 4 篇论文获金奖。

2002 年 9 月 28 日参加卫生部在北京人民大会堂召开的中医学术会议，获金奖并参加 10 月 1 日国庆观礼。

2003 年 4 篇论文选入《仲景医魂》选集并获金奖。

2004 年 4 月卫生部在北京人民大会堂召开第五届中国名医论坛大会，有幸与中国科学院院士原全国人大副委员长吴阶平和科学院院士裘法祖合影留念。

2005年4月参加了卫生部在北京人民大会堂召开的第六届中国名论坛，作为特邀嘉宾，有幸与卫生部副部长殷大奎合影留念。

2005年9月卫生部在北京人民大会堂召开的第六届中国名医论坛，作为特邀嘉宾，有幸与中医药管理局副局长李振吉合影留念。

2009年被广东省委宣传部，广东省医学会，评为“广东省优秀名医”。

2009年6月被广东省政府，广东省组织部，评为“南粤改革先锋”“德高术精、医者楷模”。

2009年被广东省委组织部，广东省政府新闻办公室，评为“开创新广东楷模”。

2009年被广东省人民政府，广东省卫生厅，广东省医院管委会，评为“名医典范，妙手回春”先进医者。

2009年被中国医师协会聘为“治未病”讲师团讲师。

2009年被广东省医学会广东省医院管委会评为“广东省十大名医”，聘任为广东省医学会副会长。

2010年5月在北京召开的中华中医药大会上做专题报告。

主审简介

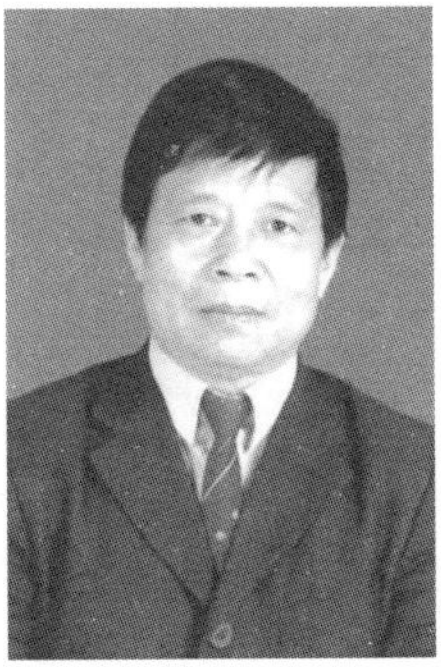

张文义（1947－　），男，汉族，河南省鲁山县人。毕业于河南中医学院，著名脑血管病、消化病专家。国家执业医师，教授，国家一级针灸师。现任中国疑难病论坛编辑委员会主任，北京中昌现代疼痛医学培训中心、北京高等中医药培训学校教授，国家品牌委教科文卫委员会副主任，中国创新协会副主任，河南省郏县四知堂中医院名誉院长、业务院长。

临床43年，公开出版医学专著9部，在国家级杂志上发表医学论文28篇，获得地级中医二等科技成果奖两项。对脑血管病、中风后遗症、胃肠病以及其他疑难杂症颇有研究。尤其是对面神经麻痹、中风偏瘫、糖尿病、遗尿症、骨质增生、乳腺增生、前列腺增生、支气管哮喘、食管炎、各种慢性胃炎、消化性溃疡、溃疡性结肠炎、胃神经官能症、胃下垂、习惯性便秘、静脉曲张、风湿性关节炎、类风湿性关节炎、腰椎间盘突出症、腰椎滑脱、颈椎病、阳痿早泄、顽固性头痛等病的治疗，方法独特、疗效显著，在民间影响很大。并首次提出胃空洞症的病名，把胃病分为43类，制订出了胃病治疗20法，实乃国内外之首创。精心研制出了养胃丸、养胃合剂、消炎止痛丸、结肠炎丸、疏肝清胃丸、止咳平喘丸、乳康丸、结肠炎口服液、补脾活血丹、偏瘫康复丸、乳腺增生外涂液、疼痛外敷散、面瘫外敷灵、类风湿擦剂等临床特效专科用药。

同时，又是直肠点滴疗法、平行针埋线疗法、无防腐剂口服液制作技术、八字针法、偏瘫三三九针法、十二神针、阴阳补泻手法、中风偏瘫激活康复系统、血供阻滞疗法的创始人。特别是八字针法、偏瘫三三九针法、十二神针的发明，解除了偏瘫患者的痛苦，为针灸治疗偏瘫创造了奇迹，弥补了我国针灸临床治疗学的不足。纠正了几千年来针灸治疗偏瘫不分阴阳，乱行补泻的错误。公开提出了阴阳补泻的观点，填补了针灸学阴阳补泻手法的空白。临床针灸治疗面部麻木、面肌痉挛、口眼歪斜、言语不利、吞咽困难、饮食呛咳、口角流涎（流口水）、上肢软瘫、上肢疼痛、上肢麻木、上肢无力、上肢强直、上肢不能上举、上肢不能外展、上肢不能内收、上肢不能伸直、上肢不能屈曲、上肢屈曲不能抬高、手部肿胀、五指不能分开、手指卷曲、手指不能背伸、手指不能握拳、握拳无力、下肢软瘫、下肢麻木、下肢无力、下肢疼痛、下肢强直、下肢不能抬离床面、患侧单腿不能站立、足部肿胀、足内翻、足外翻、足下垂、足趾不能背伸、足趾不能屈曲、行走时足不能抬高、足横拖而不能前行、足不能离地而拖行、大小便失禁等中风后遗症，具有一针能动、当场见效之妙。针灸3～5次，可使患侧的肌力由0级恢复到4级或5级，实属医界之罕见。为偏瘫患者带来了福音，为整个人类健康做出了巨大的贡献。

专著有《中西医结合论治疑难病》《直肠点滴疗法与平行针药线植入技术》《无防腐剂口服液与张文义八字针法》《中医临床荟萃》《中医论治奇难杂症》《中医临床精要》《养生秘诀》《中医诊法大成》《八字针法》。均由国家中央级出版社公开出版发行。主要业绩载入《当代中国人才库》《中国医学专家辞典》《中国国家人才网》之中。

15年来，培训在职医务人员18000余人，学员遍及美国、加拿大、日本、新加坡、瑞典、瑞士、韩国、香港、台湾等13个国家和地区，在国内外享有盛誉。

中医保健养生学　悬壶济世得真传

——记雷州市南兴镇防治所所长　李桂

1939年元月出生在广东雷州市的李桂，毕业于湛江医专，历任雷州市调风镇卫生院药剂师、助理医师、卫生协会主任。现任雷州市南兴镇防治所所长，兼四海联谊会会长。

自幼受父辈李龙标（系名老中医）熏陶，立志从医，悬壶济世，并获真传，成为李氏第五代传人。长期以来，始终致力于搜集、挖掘、整理大量的民间验方，特别是对一些疑难杂症、肝硬化腹水、肝炎、妇科、内科等疾病更是潜心钻研探究、攻克了道道医学难关，使众多绝症患者绝处逢生，得以康复。

在中华中医学百花齐放，百家争鸣，各行各业都在突飞猛进的今日，成就卓著的中医师李桂，对待疾病的起因与养生学说更具自己独到见解，他将养生保健与中医治疗有机地结合起来，为患者带来了福音。俗话说：身病源于心病，人的一生中充满了喜怒哀乐、悲欢离合，七情六欲很容易导致疾病，倘若能够很好地把握自己，遇事不急不气、不怨、不怒、不嗔、不恨，理智地把握自己的心态，行为，常处宽容、平静、祥和的状态，用积极乐观的态度对待人生，那么一些因心病而引发的身病，自然就会大大地减少或很快得以康复。李桂医师将这愉悦身心陶冶性情的自然之理巧妙地融入了养生保健之中，中医学中的养生保健更是医学百花园中的一支奇葩，具有非常广阔的发展前景。

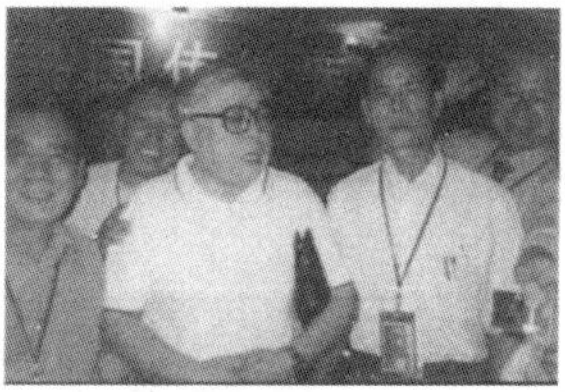

综合多年丰富的实践经验，撰写了数篇颇具影响力的学术论文，荣获国际医学论文金奖、金牌，相继发表在国内及香港、泰国等世界医学杂志上，并在医学学术领域中进行了广泛的推广交流，博得专家学者的一致赞赏。先后应邀出席了北京世界医学专家学术会、北京仲景医魂学术会、北京奇难杂症医学学术大会，首届全国农村医生医学学术会议、全国天津医学学术会议，在北京人民大会堂举办的国际传统中国学学术会议之时，有幸与前卫生部部长钱信忠合影留念。出席香港国际传统中医学学术表彰会获国际医学论文奖。从医40余年中，始终以身作则，树立了良好高尚的医德医风，深深赢得了上级领导和周围群众的信赖与拥戴，多次被推举为镇、县、人大代表及卫生先进工作者，

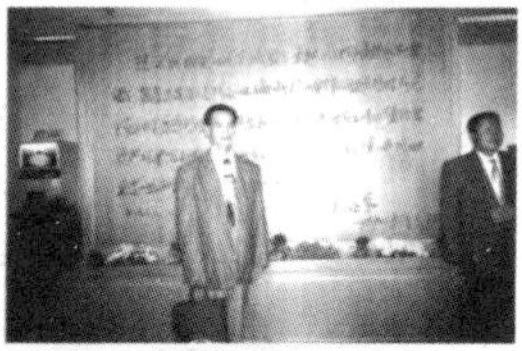

座佑铭：

抱雄心需毅力，滴水终能穿石！

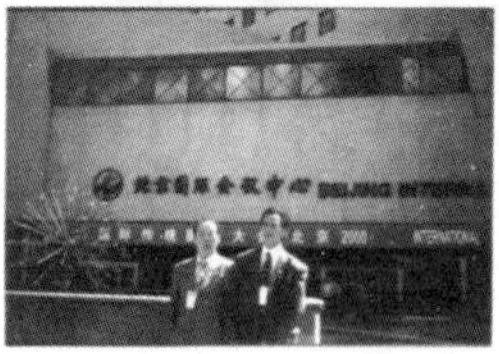

地址：广东雷州市南兴镇防治所
邮编：524269
电话：0759-8461148

作者：张有强

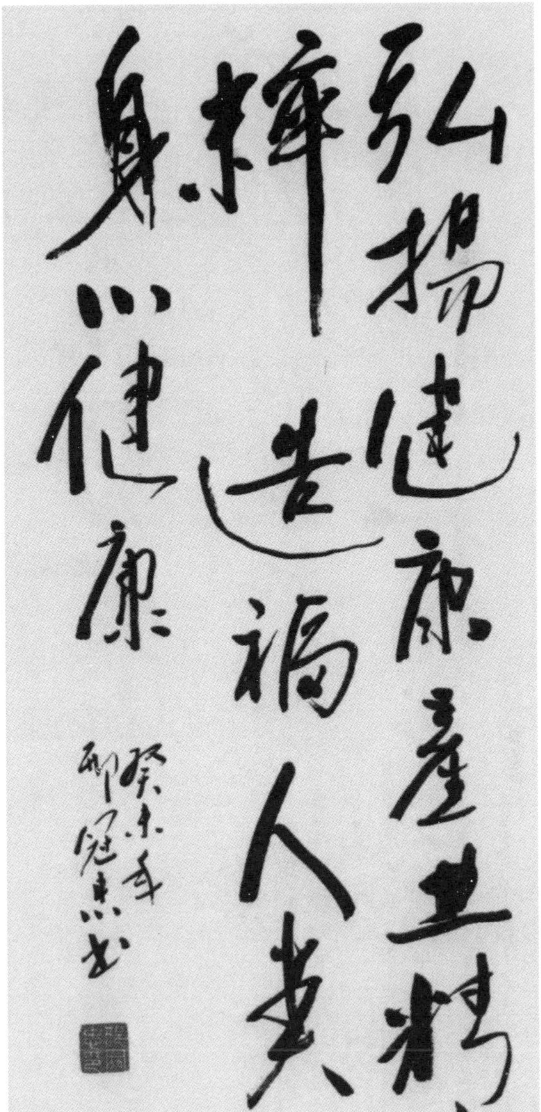
弘扬健康养生精粹
造福人类身心健康

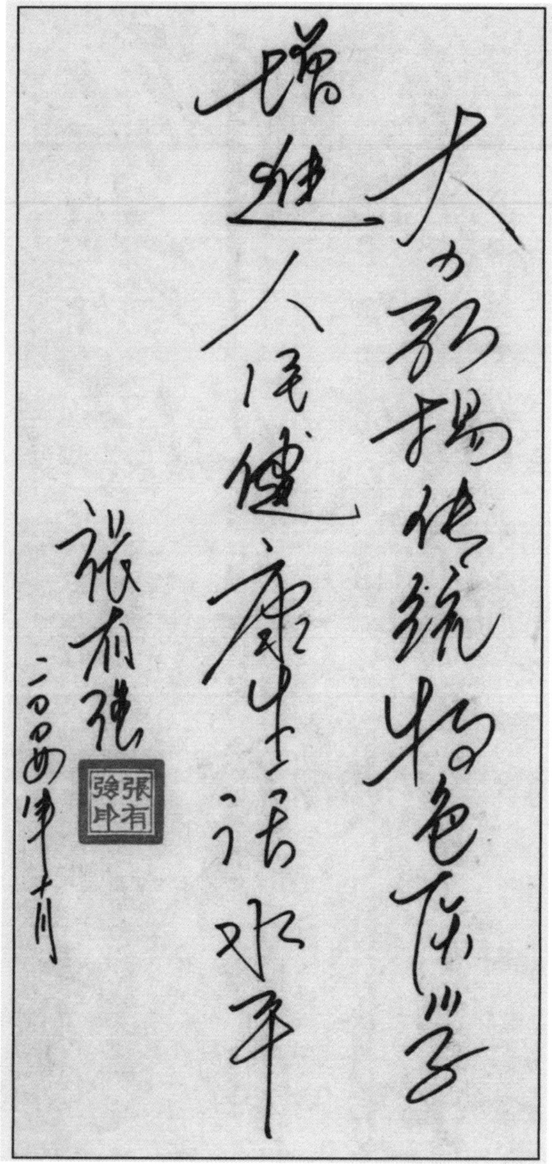
大力弘扬传统特色医学
增进人民健康生活水平
张有强
张有强印
二〇〇四年十月

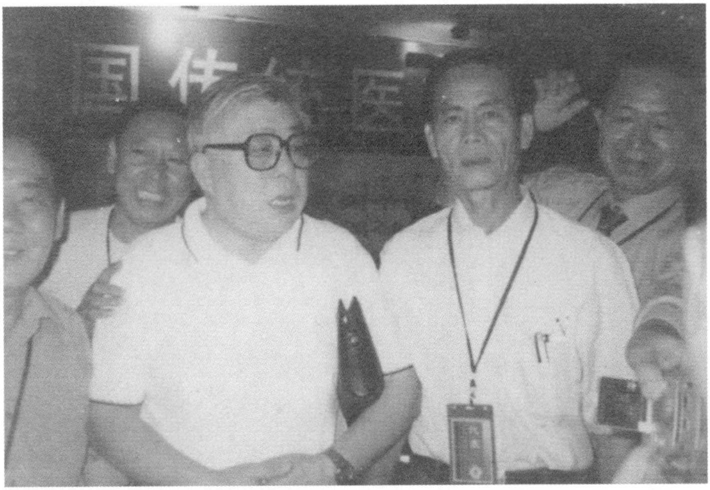

2003 年在卫生部召开的中国传统医学学术交流会上与首长合影

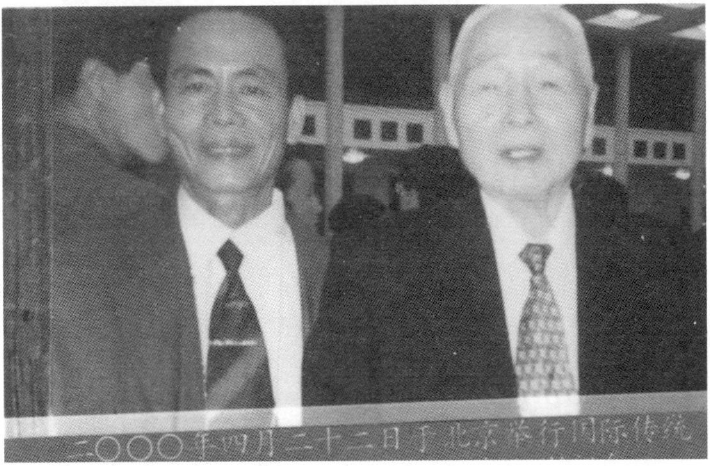

2000 年 4 月国际传统医学学术交流会在北京人民大会堂召开，作者与卫生部长钱信忠合影

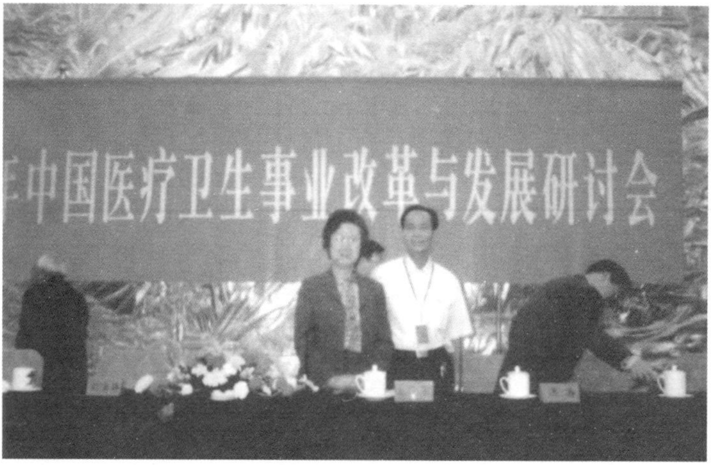

2004 年在北京人民大会堂与卫生部副部长合影

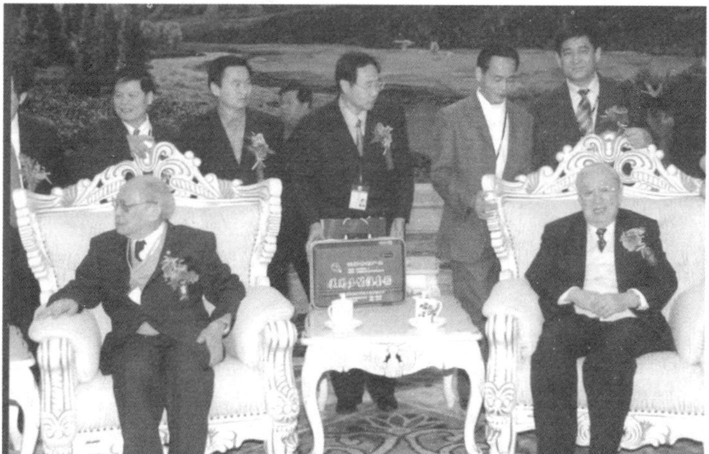

第五届中国名医论坛在人民大会堂召开，作者与著名学者，全国人大常委会副委员长吴阶平合影

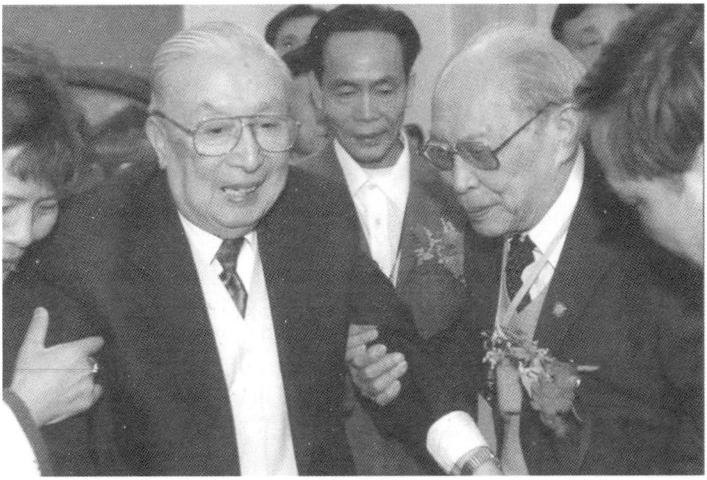

第五届中国名医论坛在人民大会堂召开，作者与中国科学院院士吴阶平、裘法祖合影

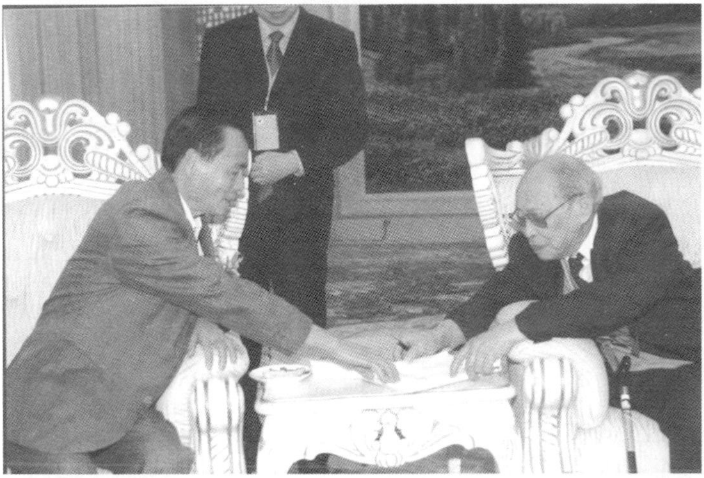

第五届中国名医论坛在人民大会堂召开，作者与中国科学院院士、中国医学科学院院长裘法祖合影

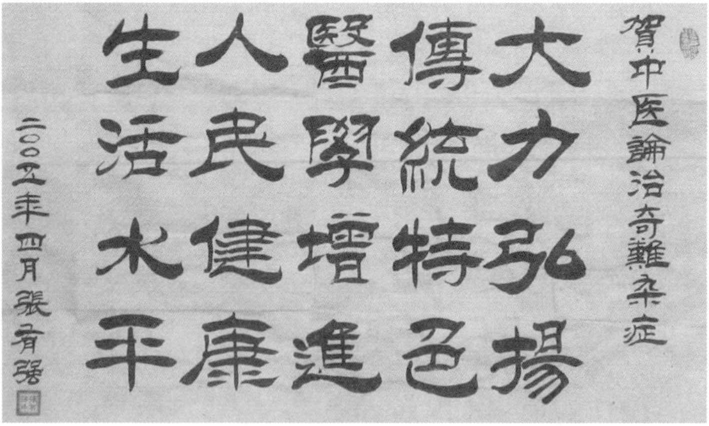
賀中医論治奇難杂症
大力弘揚
傳統特色
醫學增進
人民健康
生活水平
二〇〇五年四月

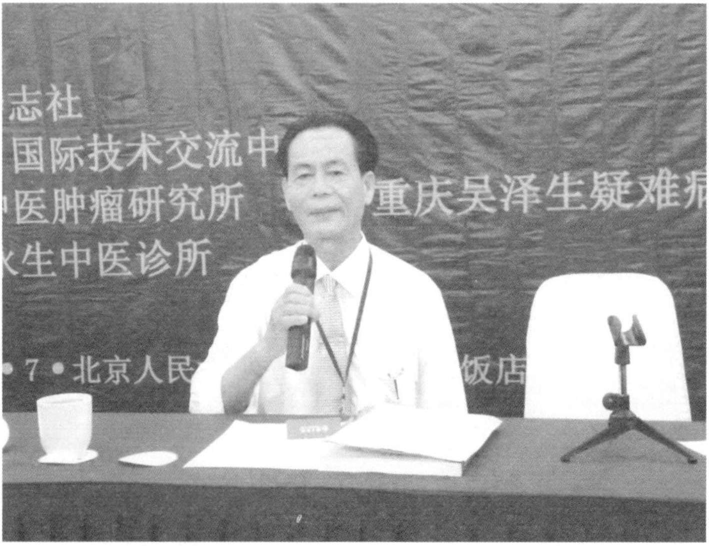
志社
国际技术交流中
医肿瘤研究所
重庆吴泽生疑难病
生中医诊所
7 • 北京人民
饭店

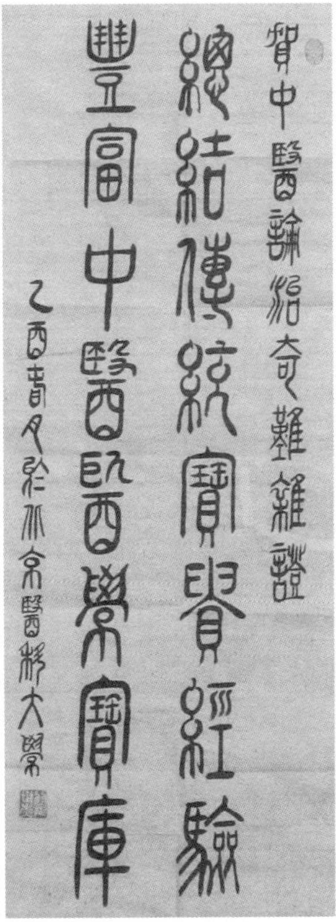
賀中醫論治奇難雜證
總結傳統實踐經驗
豐富中醫醫學寶庫
乙酉春月於北京醫科大學

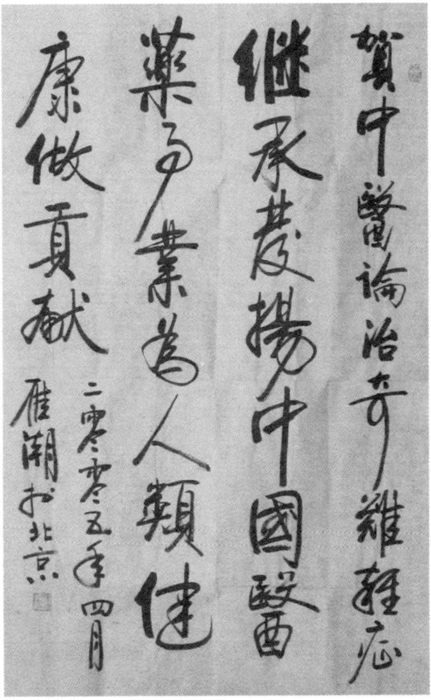
賀中醫論治奇難雜症
繼承發揚中國醫
藥為人類健
康做貢獻
二零零五年四月

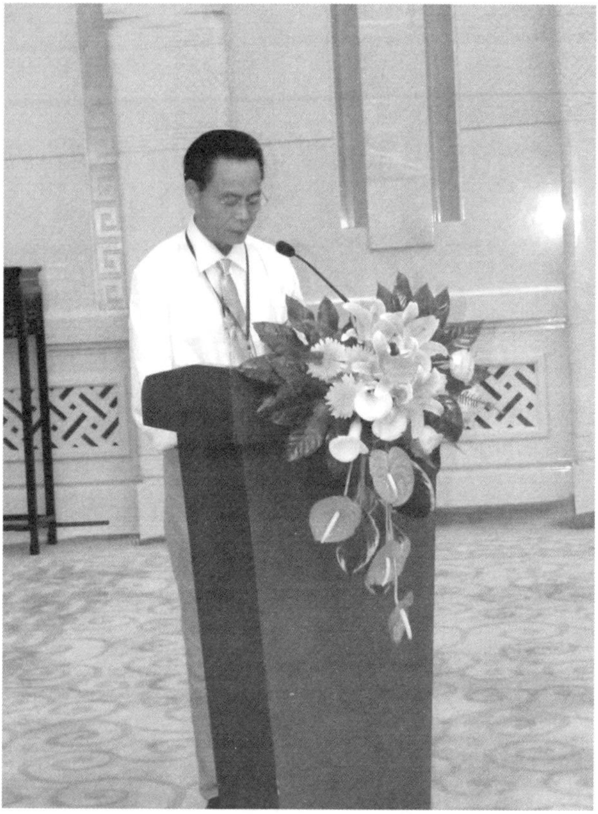

庆祝建国六十周年中医名家高层论坛在北京人民大会堂召开，作者在论坛上发言

目　　录

绪　论

人类生活于社会，实质寄生于自然界，无时不和自然环境密切相关。天以五气养人，臊气凑肝，焦气凑心，香气凑脾，腥气凑肺，腐气凑肾。地以五味饲养人，酸入肝，辛入肺，苦入心，咸入肾，甘入脾。人处于自然界，五脏外应五时，机体之内环境必须和自然外界环境统一，才能维持其生命。如果自然界气候反常，或是情志太过刺激，破坏了人与自然的统一，扰乱了五脏之气的协调，疾病就会接踵而至。

天人相应整体观的医学理论与正常生命活动和病理变化的指导思想是：夫天布五行，以运万类，人禀五常，以有五脏，经络府俞，阴阳会通。人与自然万物是息息相关的，人体是由天地五气的运动变化所产生的。人禀受了自然界木、火、土、金、水五类物质元素，才构成形体。这五种物质元素又可概括为阴阳二气。人之所以能生存，就在于人与自然万物在物质上有着共通的内在联系，自然界存在着人类赖以生存的各种必要条件。夫人禀五常，因风气而生长。这表明了人对自然界物质的依赖性和运动规律的一致性。人必须适应外界环境，才能生存。反之，则为疾病发生的原因和条件。故风气虽能生万物，亦能害万物。水能行舟，亦能覆舟。这就具体说明了人与自然界四时气候是密切相关的，人既不能离开自然界而独立生存，又必须正气充足，才能适应气候的变化而不致发生疾病。所以仲景师指出，若五脏元气通畅，人即安和。这与内经所说的，人以天地之气生，四时之法成，人能应四时者，天地之父母的思想是一致的。

人的生存必须依赖于自然界天地万物。四时之气互相关系，与五行、五气、五味更为相关。天食人以五气，地食人以五味。五气入鼻，存于心肺，上使五色修明，音声能彰，五味入口，存于肠胃，味有所存，以养五气。气和而生，津液相成，神乃自生。

妇人无须者，无血气乎？冲脉任脉皆起于胞中，上循背里，为经络之海。其浮而外者，循腹右上行，会于咽喉，别而络唇口，血气盛则充肤热肉，血独盛则淡渗皮肤，生毫毛。今妇人之生，有余于气，不足于血，以其数脱血也。冲任之脉不荣口唇，故须不生焉。

老人之不夜瞑者，何气使然？少壮之人不昼瞑者，何气使然？壮者之气血盛，其肌肉滑，气道通，荣卫之行，不失其常，故昼精而夜瞑。老者之气血衰，其肌肉枯，气道涩，五脏之气相搏，其营气衰少而卫气内伐，故昼不精，夜不瞑。

人有热饮食下胃，其气未定，汗即出，或出于面，或出于背，或出于身半，其不循卫气之道而出，何也？此外伤于风，内开腠理，毛蒸理泄，卫气走之，故不得循其道。此气慓悍滑疾，见开而出，故不得从其道，命曰漏泄。

夫血之与气，异名同类，何谓也？荣卫者，精气也，血者，神气也，故血之与气，异名同类焉。故夺血者无汗，夺汗者无血，故人生有两死而无两生。

人饮酒，酒亦入胃，谷未熟而小便独先下，何也？酒者，熟谷之液也，其气悍以清，故后谷而入，先谷而液出焉。所以说人要生存，必须适应自然界的发展规律，也就是适应四时五气、五行五味才能生存。这更证明人以天地之气生、四时之法成，人能应四时者，天地之父母的科学道理。

各　论

五脏与自然的关系

人生活于社会，实质寄生于自然界，无时无刻不与自然环境密切相关。天以五气饲养人，臊气凑肝，焦气凑心，香气凑脾，腥气凑肺，腐气凑肾。地以五味饲人，酸入肝，辛入肺，苦入心，咸入肾，甘入脾。人处于自然界，五脏外应五时，机体环境必须和自然环境统一，才能维持其生命。如果自然界气候反常，或是情志太过刺激，破坏了人与自然的统一，扰乱了五脏之气的协调，疾病就会接踵而至。

（一）心与大自然的关系

心为阳中之太阳，通于夏气，南方赤色，入通于心，开窍于舌。其味苦，其类火，其畜牧，其谷黍，上为荧惑星。南方生热，热生火，火生苦，苦生心，心生血，血养脾，心主舌。其在天为热，在地为火，在体为脉，在色为赤，在音为征，在声为笑，在志为喜，在变动为忧。

夏季地球从太阳获得的能量最多，所以夏季阳气最盛，称为太阳。阳盛则热，热极则火。心位于膈上，居位尊高，属阳，故为阳中之太阳，与夏季火热当然有着必然的联系，逆夏气则太阳不长，心气内洞。

夏天的炎热使一些人变得忧郁不安，攻击性增强。

临床邪热扰心，心火内炽的患者，就会出现面色赤的征象。治疗心火盛，又离不开自然界中的苦寒之品。如黄连、黄柏之类的药清泻心火，就从病理及治疗方面反映了赤色、苦味与心的关系。

（二）肺与大自然息息相关

肺为阴中之少阴，通于秋气，与西方白色相关。其味辛，其类金，其畜马，其谷稻，其味臭腥，上为太白星。西方生燥，燥生金，金生辛，辛生肺。肺在天为燥，在地为金，其变动为咳。

秋金之时，燥邪最盛，燥最袭肺，出现干咳以及皮肤、口鼻干燥的现象，治疗多用养阴、增液、润燥之味如沙参、麦冬、知母之类。由此可见肺与秋季燥气休戚相关，互相制约，互相影响。逆秋气则太阴不收，肺气焦满。

又如风寒在表的外感表证，用麻黄、桂枝等辛温发散的解表之药品，旨在增强肺的宣发之力，使肌表之邪通过皮毛从汗而解，说明辛味与肺系是不可分割的。

（三）肝与自然互相关系

肝乃阴中之厥阴，通于春气，东方青色，入通于肝，其病发惊骇。其味酸，其类草木，其畜鸡，其谷麦，上为岁星。是以春气在头也，病在筋，东方生风，风生木，木生酸，酸生肝。逆春气则小阳不生，肝气内变。

风为木气，通于肝，感受风邪可发生消化不良、腹痛腹泻等症状，此乃风邪伤肝克脾之故。春季多风，易折肝木，故而春季需注意用柔肝补肝之品。另外，人们在探索精神病的发病规律时，发现在三四月间其发病率最高，且春天自杀者数量高于其他季节，故而认为春天乃精神病的多发季节。菜花黄，痴子忙。之所以好发于春季，是因为春三月乃肝木五气之时。肝主疏泄，与人之情志活动有关。

又如临床所见舌质两边有青色者，多认为是肝经有瘀血之征，自然以五味子、白芍用药，因其味酸，有补肝、敛肝之效。这都是古代医学家在临床实践中总结出来的宝贵经验，至今仍有重要的临床意义，且对西医探讨精神病的病因、病理有所启发。

（四）脾与自然界的关系

脾乃阴中之太阴，通于长夏，位居中央，中央黄色，与脾相通，其味甘，其类土，其畜牛，其谷稷，上为真星……

中央生湿，湿生土，土生甘，甘生脾，脾生肉。其在天为湿，在地为土，在体为肉。脾乃湿脏，若脾为湿困，运化失职，会引起胸腹痞满、食少体倦、大便液薄、口甘多涎，故当防湿。又脾为后天之本、气血化生之源，脾气虚者则出现倦怠乏力，饮食不振等证。临床用药多见党参、黄芪、白术、大枣、甘草、饴糖等甘味之品，意在助脾运动，使湿不遏气，才能化而为血，充分体现了脾与甘的关系。

（五）肾与自然密切相关

肾为阴中之少阴，通于冬气，北方黑色，通于肾，其味咸，其类水，其畜猪，其谷豆，上为辰星，其臭腐。北方生寒，寒生水，水生咸，咸生肾，其在天为寒，在地为水。逆冬气则少阴不藏，肾气独沉。寒为水，通于肾，感受寒邪可至心痛，心悸痈疡等证，这正是因为寒水上制心之为。

肾病容易出现阳气不足，冬天寒冷，易伤阳气。故而不能温煦的形寒肢冷证，治疗只需用自然的大热之品来温补之，激发肾阳的温煦功能，就能收到驱寒作用。这就是肾与寒的密切关系。又肾阳竭绝之人，呈面色黧黑之象，亦验证了黑为肾色。

由此我们应知，在对人体生命的研究中，不仅要从人本身活动中去认识、研究诸脏器的活动，亦应看到自然界变化对疾病、脏器的影响。这就为我们研究脏腑学说提出了新课题，说明五脏与大自然有着密切关系。

论 五 气

天食人以五气，地食人以五味。五气入鼻，存于心肺，上使五色修明，音声能彰。五味入口，存于肠胃，味有所存，以养五气，气和而生，津液相成，神乃自生。

妇人无须者，无血气乎？冲脉、任脉皆起于胞中，上循唇口，血气盛则充肤热肉，血独盛则淡渗皮肤，生毫毛。今妇人之生，有余之气，不足于血，以其数脱血也，冲任之脉不荣口唇，故须不生焉。

老人之不夜瞑者，何在使然？少壮之人不昼瞑者，何气使然？壮者之气血盛，其肌肉滑，气道通，荣卫之行，不失其常，故昼精而夜瞑。老者之气血衰，其肌肉枯，气道涩，五脏之气相搏，其营气衰少而卫气内伐，故昼不精，夜不瞑。

人有热饮食下胃，其气未定，汗即出，或出于面，或出于背，或出于身半，其不循卫气之道而出，何也？此外伤于风，内开腠理，气蒸理泄，卫气走之，故不得循其道。此气慓悍滑疾，见开而出，故不得从其道，故命曰漏泄。

夫血之与气，异名同类，何谓也？营卫者精气也，血者神气也，故血之与气，异名同类焉。故夺血者无汗，夺汗者无血，故人生有两死而无两生。

人饮酒，酒亦入胃，谷未熟，而小便独先下，何也？酒者，熟谷之液也，其气悍以清，故后谷而入，先谷而液出焉。

论审治

诸风掉眩，皆属于肝。诸寒收引，皆属于肾。诸气愤郁，皆属于肺。诸湿肿满，皆属于脾。诸热瞀瘛，皆属于火。诸痛痒疮，皆属于心。诸厥固泄，皆属于下。诸痿喘呕，皆属于上。诸禁鼓栗，如丧神守，皆属于火。诸痉项强，皆属于湿。诸逆冲上，皆属于火。诸腹胀大，皆属于热。诸躁狂越，皆属于火。诸暴强直，皆属于风。诸病有声，鼓之如鼓，皆属于热。诸病胕肿疼酸惊骇，皆属于火。诸转反戾，水液浑浊，皆属于热。

诸病水液，澄澈清冷，皆属于寒。诸呕吐酸，暴注下迫，皆属于热。故《黄帝内经·素问·至真要大论》曰：谨守病机，各司其属，有者求之，无者求之，盛者责之，虚者责之，必先五胜，疏其血气，令其调达，而致和平，此之谓也。善五味阴阳之用何如？辛甘发散为阳，酸苦涌泄为阴，淡味渗泄为阳，咸味涌泄为阴。六者，或收或散，或缓或急，或燥或润，或软或坚，以所利而行之。调其气，使其平也。非调气而得者，治之奈何？有毒无毒，何先何后，愿闻其道。有毒无毒，所治为主，适大小为制也。请言其制，君一臣二，制之小也。又君一臣三佐五，制之中也。君一臣六佐九，制之大也。寒者热之，热者寒之，微者逆之，甚者从之，坚者削之，客者除之，劳者温之，结者散之，留者攻之，燥者濡之，急者缓之，散者收之，损者温之，逸者行之，惊者平之，上之下之，摩之浴之，薄之劫之，开之发之，适事为故。何谓逆从？逆者正治，从者反治，从少从多，观其事也。反治何谓？热因寒用，寒因热用，塞因塞用，通因通用，必伏其所主，而先其所因，其治则同，其终则异，可使破积，可使溃坚，可使气和，可使必已。气调而得者何如？逆之从之，逆而从之，从而逆之，疏气令调，则其道也。病之中外何如？从内之处者调其内，从外之内者治其外，从内之外而盛于外者，先调其内而后治其外，从外之内而盛于内者，先治其外而后调其内，中外不相及，则治主病。

病之中外何如？调气之方，必别阴阳，定其中外，各守其乡。内者内治，外者外治，微者调之，其次平之，盛者夺之，汗之下之，寒热温凉，衰之以属，随其攸利，谨道如法，万举万全，气血正平，长有天命。

补上下者从之，治上下者逆之，以所在寒热盛衰而调之。上取下取，内取外取，以求其过。能毒者以厚药，不胜毒者以薄药，此之谓也。气反者，病在上取之下，病在下取之上，病在中，傍取之。治热以寒，温而行之，治寒以热，凉而行之。治温以清，冷而行之，治清以温，热而行之。故消之削之，吐之下之，补之泻之，久新同法。病在中而不实不坚，且聚且散奈何？无积者求其脏，虚则补之，药以祛之，食以随之，行水渍之，和其中外，可使毕已。有毒无毒，服有约乎？病有久新，方有大小，有毒无毒，固宜常制矣。大毒治病，十去其六，常毒治病，十去其七，小毒治病，十去其八，无毒治病，十去其九。谷肉果菜，食养尽之，无使过之，伤其正也。不尽，无伐天和，无盛盛，无虚虚，而遗人夭殃，无致邪，无失正，绝人长命。

土郁之发，民病心腹胀，肠鸣而为数后，甚则心痛胁䐜，呕吐霍乱，饮发注下，胕肿身重；金郁之发，民病咳逆，心胁满引少腹，善暴痛，不可反侧，嗌干，面尘色恶；水郁之发，民病寒客心痛，腰椎痛，大关节不利，屈伸不便，善厥逆，痞坚腹满；木郁之发，民病胃脘当心而痛，上肢两胁，膈咽不通，食饮不下，甚则耳鸣眩转，目不识人，善暴僵仆；火郁之发，民病少气，疮疡痈肿，胁腹胸背，面首四肢䐜愤胪胀，疡痱呕逆，瘛疭骨痛，节乃有动，注下温疟，腹中暴痛，血溢流注，精液乃少，目赤心热，甚则瞀闷懊侬，善暴死。

厥阴所至为里急，少阴所至为疡胗身热，太阴所至为积饮痞隔，少阳所至，为嚏呕、疮疡，阳明所至，为浮虚，太阳所至，为屈伸不利，此春病之常也。厥阴所至为支痛，少阴所至为惊惑、恶寒、战栗、谵妄，太阴所至为稸满，少阳所至为惊躁、瞀昧、暴病，阳明所至为鼽尻阴股膝髀腨骱足病，太阳所至为腰痛，此夏病之常也。厥阴所至为緛戾，少阴所至为悲妄衄衊，太阴所至为中满霍乱吐下，少阳所至为喉痹、耳鸣、呕涌；阳明所至为皴揭，太阳所至为寝汗，痉。此秋病之常也。厥阴所至为胁痛、呕泄，少阴所至为语笑，太阴所至为重胕肿，少阳所至为暴注，瞤瘛，暴死，阳明所至为鼽嚏，太阳所至为流泄禁止，此冬病之常也。故风胜则动，热胜则肿，燥胜则干，寒胜则浮，湿胜则濡泄。甚则水闭胕肿，随气所至在，以言其变耳。

夫六气之用，各归不胜而为化，故太阴雨化，施于太阳，太阳寒化，施于少阴，少阴热化，施于阳明，阳明燥化，施于厥阴，厥阴风化，施于太阴，各命其所在以征之也。

论言热无犯热，寒无犯寒，余欲不远寒，不远热奈何？发表不远热，攻里不远寒。不发不攻而犯热犯寒何如？寒热内贼，其病益甚。无病者何如？无者先之，有者甚之。生者何如？不远热则热至，不远寒则寒至，寒至，则坚痞腹满，痛急下利之病生矣。热至则身热吐下霍乱，痈疽疮疡，瞀郁注下，瞤瘛肿胀，呕，鼽衄头痛，骨节变，肉痛，血益血泄，淋闭之病生矣。治之奈何？时必顺之，犯者治以胜也。妇人重身，毒之何如？有故无殒，亦无殒也。愿闻其故何谓也？大积大聚，其可犯也，衰其大半而止，过者死。郁之甚者，治之奈何？木郁达之，火郁发之，土郁夺之，金郁泄之，水郁折之。然调其气，过者折之，以其畏也，所以泻之。

有其在标而求之于标，有其在本而求之于本，有其在本而求之于标，有其在标而求之于本。故治有取标而得者，有取本而得者，有逆取而得者，有从取而得者。有逆取而得者，有逆取而得者故知逆与从，正行无问，知标本者，万举万当，不知标本，是谓妄行。夫阴阳逆从标本之为道也，小而大，言而知百病之害，少而多，浅而薄，可以言一而知百也。以浅而知深，察近而知远。言标与本，易而勿及，治反为逆，治得为从。先病而后逆者治其本，先逆而后病者治其本，先寒而后生病者治其本，先病而后生寒者治其本，先热而后生病者治其本，先泄而后生病者治其本，先病而后中满者治其标，先病后泄者治其本，必且调之，乃治其他病。先病而后生中满者治其标，先中满而后烦心者治其本。人有客气，有同气，大小便不利治其标，大小便利治其本。（如中满而大小便不利者，当先利二便。如人小便利者，仍治其中满，盖邪气入于腹内，必隋二便而出）病发而有余，本而标之，先治其本，后治其标。病发而不足，标而本之，先治其标，后治其本。谨察问甚，以意调之。间者并行，甚者独行，先大小便不利，而后生他病者治其本也。

病之始起也，因其轻而扬之，因其重而减之，因其衰而彰之。形不足者温之以气，精不足者补之以味，其高者，因而越之，其下者引而竭之，中满者，泻之于内，其有邪者，渍形以为汗，其在皮者，汗而发之。其慓悍者，按而收之，其实者，散而泻之。审其阴阳，以别柔刚，阳病治阴，阴病治阳，定其血气，各守其乡，血实宜决之，气虚宜掣引之。

毒药攻邪，五谷为养，五果为助，五畜为益，五菜为充，气味合而服之，以补益正气。以五者，有辛酸甘苦咸，各有所制，或散或收，或缓或急，或坚或软，四时五脏，病随五味所宜也。

肝欲散，急食辛以散之，用辛补之，酸泻之。

心欲软，急食咸以软之，用咸补之，甘泻之。

脾欲缓，急食甘以缓之，用苦泻之，甘补之。

肺欲收，急食酸以收之，用酸补之，辛泻之。

肾欲坚，急食苦以坚之，用苦补之，咸泻之。

五味所禁：辛走气，气病无多食辛；咸走血，血病无多食咸；苦走骨，骨病无多食苦；甘走肉，肉病无多食甘；酸走筋，筋病无多食酸。

多食咸则脉凝泣而色变，多食苦则皮槁而毛拔，多食辛则筋急而爪枯，多食酸则肉胝皱而唇揭，多食甘则骨痛而发落。此五味之所伤也。

阴之所生，本在五味，阴之五宫，伤在五味。味过于酸，肝气以津，脾气乃绝。味过于咸，大骨气劳，短肌，心气抑。味过于甘，心气喘满，色黑，肾气不衡。味过于苦，脾气不濡，胃气乃厚。味过于辛，筋脉沮弛，精神乃央。是故谨和五味，骨正筋柔，气血以流，腠理以密，如是则骨气以精，谨道如法，长有天命。（无烦劳以伤其阳，节五味以养其阴，谨能调养如法，则阴阳和平而长有天命矣。)

圣人不治已病治未病，不治已乱治未乱，此之谓也。夫病已成而后药之，乱已成而后治之，犹渴而穿井，斗而铸兵，不亦晚乎？(治未病者，如见肝之病，知肝传脾，当先实脾，余脏仿此。)

拘于鬼神者，不可以言至德；恶于针石者，不可与言至巧；病不许治者，病必不治，治之无功矣。(不能在此精神以通鬼神，病以针石治其外，汤药治其内，若恶于针石不许治，以汤药治之，亦无功矣。)

形肉已夺，是一夺也。大夺血之后，是二夺者。大汗出之后，是三夺也。大泄之后，是四夺也。新产及大血之后，是五夺也。此皆不可泻。形肉血气已虚脱者，虽有实邪，皆不可泻。

故善治者，治皮毛，其次治肌肤，其次筋脉，其次治六腑，其次治五脏，治五脏者，半生半死也。

杂 论

人类生活于社会，实质寄生于自然界，无时不和自然环境密切相关。天以五气食人，臊气凑肝，焦气凑心，香气凑脾，腥气凑肺，腐气凑肾；地以五味食人，酸入肝，辛入肺，苦入心，咸入肾，甘入脾。人处于自然界，五脏外应五时，机体之内环境必须和自然外界环境统一，才能维持其生命，如果自然界气候反常，或是情志太过，破坏人与自然的统一，扰乱了五脏之气的协调，疾病就会接踵而至。

天人相应整体观的医学理论和正常生命活动与病理变化的指导思想本论自序中说：夫天布五行，以运万类，人禀五常，以有五脏，经络府俞，阴阳会通。他指出了人与自然万物是息息相关，人体都是由于天地五气的运动变化所产生。人正是禀受了自然界，水、木、金、火、土五类物质元素，才构成形体。这五种物质元素又可概括为阴阳二气。人之所以能生存，就在于人与自然万物在物质上有着共通的内在联系，自然界存在着人类赖以自下而上的各种必要条件。夫人禀五常，因风气而生长。这表明了人对自然界物质的依赖性和运动规律的一致性。人必须适应外界环境，才能生存。反之，则为疾病发生的原因和条件，故风气虽能生万物，亦能害万物。如，水能行舟亦能覆舟。这就具体说明了人与自然界四时气候是密切相关的，人既然不能离开自然界而独立生存，同时又必须是正气充足，才能适应时时气候的变化而不致发生疾病，所以仲景师指出，若五脏元气通畅，人即安和。这与内经中所说的人以天地之气生，四时之法成，人能应四时者，天地之父母的思想是一致的。

人的生存必须依赖自然界天地万物。四时之气互相关系，与五行、五气、五味更为相关。天食人以五气，地食人以五味。五气入鼻，存于心肺，上使五色修明，音声能彰；五味入口，存于肠胃，味有所存，以养五气。气和而生，津液相成，神乃自生。

妇人无须者，无血气乎？冲脉任脉皆起于胞中，上循背里，为经络之海。其浮而外者，循腹右上行，会于咽喉，别而络唇口，血气盛则充肤热肉，血独盛则澹渗皮肤，生毫毛。今妇人之生，有余于气，不足于血，以其数脱血也。冲任之脉不荣口唇，故须不生焉。

老人之不夜瞑者，何气使然？少壮之人不昼瞑者，何气使然？壮者之气血盛，其肌肉滑，气道通，营卫之行不失其常，故昼精而夜瞑。老者之气血衰，其肌肉枯，气道涩，五脏之气相搏，其营气衰少而卫气内伐，故昼不精，夜不瞑。

人有热，饮食下胃，其气未定，汗即出，或出于面，或出于背，或出于身半，其不循卫气之道而出，何也？此外伤于风，内开腠理，毛蒸理泄，卫气走之，故不得循其道。此气慓悍滑疾，具开而出，故不得从其道，命曰漏泄。

夫血之与气，异名同类，何谓也？荣卫者，精气也，血者，神气也，故血之与气，异名同类焉。故夺血者无汗，夺汗者无血，故人生有两死而无两生。

人饮酒，酒亦入胃，谷未熟而小便独先下，何也？酒者，熟谷之液也，其气悍以清，故后谷而入，先谷而液出焉。所以说人要生存，必须适应自然界的发展规律，也就是适应四时五气、五行五味才能生存，这更证实仲景师所说的，人以天地之气生，四时之法成，人能应四时者，天地之父母也的科学道理。

谈生与死

古人云：生死由命，富贵在天。我认为这是片面的无稽之谈，是无科学依据的。

人生活于社会，实寄生于自然界，无时不和自然环境密切相关。天以五气饲养人，臊气凑肝，焦气凑心，香气凑脾，腥气凑肺，腐气凑肾；地以五味饲人，酸入肝，辛入肺，苦入心，咸入肾，甘入脾。人处于自然界，五脏外应五时，机体之内环境必须和自然界环境统一，才能维持其生命，如果自然界气候反常，或是情志太过，破坏人与自然的统一，扰乱了五脏之气的协调，疾病就会接踵而至。

五脏受气所生，传之于其所胜，气舍于其所生，死于其所不胜，病之且死，必先传行至其所不胜，病乃死。此言之逆行也，故死。肝受气于心，传之于脾，气舍于肾，至肺而死。心受气于脾，传之于肺，气舍于肝，至肾而死。脾受气于肺，传之于肾，气舍于心，至肝而死。肺受气于肾，传之于肝，气舍于脾，至心而死。肾受气于肝，传之于心，气舍于肺，至脾而死，此皆逆死也。一日一夜分之，此所以占死生之早暮也。

别于阳者，知病从来，别于阴者，知死生之期，言知至其所困而死。

大骨枯槁，大肉陷下，胸中气满，喘息不便，其气动形，期六月死，真脏脉见，乃予之期日。大骨枯槁，大肉陷下，胸中气满，喘息不便，内痛引肩项，期一月死。真脏见，乃予之期日。大骨枯槁，大肉陷下，胸中气满，喘息不便，内痛引肩项，身热脱肉破䐃，真脏见，十月之内死。大骨枯槁，大肉陷下，肩髓内消，动作益衰，真脏来见，期一岁死。见其真脏，乃予之期日。大骨枯槁，大肉陷下，胸中气满，腹内痛，心中不便，肩项身热，破䐃脱肉，目眶陷，真脏见，目不见人，立死。其见人者，至其所不胜之时则死。急虚身中卒至，五脏绝闭，脉道不通，气不往来，譬如堕溺，不可为期。

虚实以决生死，愿闻其情。五实死，五虚死，脉盛皮热腹胀，前后不通，心瞀，此谓五实。脉细皮寒气少，泄利前后，饮食不入，此谓五虚。其时有生者，何也？浆粥入胃，泄注止，则虚者活，身汗得后利，则实者活，此其候也。

夫五脏者，身之强也。头者，精明之府，头倾视深，神将夺矣。背者，胸中之府，背曲肩随，府将坏矣。腰者，肾之府，转摇不能，肾将惫矣。膝者，筋之府，屈伸不能，行则偻附，筋将惫矣。骨者，髓之府，不能久立，行则振掉，骨将惫矣。得强则生，失强则死。

太阳之脉，其终也，戴眼反折瘈疭，其色白，绝汗乃出，出则死矣。少阳终者，耳聋百节皆纵，目睘绝系，绝系一日半死，其死也，色先青白，乃死矣。阳明终者，口目动作，善惊，妄言，色黄，其上下经盛，不仁，则终矣。少阴终者，面黑齿长而垢，腹胀闭，上下不通而终矣。太阴终者，腹胀闭，不得息，善噫善呕，呕则逆，逆则面赤，不逆则上下不通。不通则面黑皮毛焦而终矣。厥阴终者，中热嗌干，善溺心烦，甚则舌卷，卵上缩而终矣，此十二经之所败也。

手太阴气绝则皮毛焦，太阴者，行气温于皮毛者也。故气不荣则皮毛焦，皮毛焦则津液去皮节，津液去皮节者，则爪枯毛折，毛折者，则毛先死，丙笃丁死，火胜金也。手少阴气绝者则脉不通，少阴者，心脉也，心者，脉之合也。脉不通则血不流，血不流则髦色不泽，故其面黑如漆柴者，血先死，壬笃癸死，水胜火也。足太阴气绝者，则脉不荣肌肉，唇舌者，肌肉之本也，脉不荣，则肌肉软，肌肉软则舌萎人中满，人中满则唇反，唇反者，肉先死，甲笃乙死，木胜土也。足少阴气绝则骨枯，少阴者，冬脉者，伏行而濡滑骨髓者也，故骨不濡，则肉不能著也。骨肉不相亲则肉软却，肉软却故齿长而垢，发无泽，发无泽者，骨先死，戊笃己死，土胜水也。足厥阴气绝则筋绝，厥阴者，肝脉者，肝者，筋之合也。筋者聚于阴器，而络于舌本也，故脉不荣则筋急。筋急则引舌与卵，故唇青舌卷卵缩，则筋死，庚笃辛死，金胜木也。五阴气俱绝则目系转，转则目运，目运者，为志先死，志先死则运一日半死矣。六阳气绝则阴与阳相离，离则腠理发泄，绝汗乃出，故曰旦占夕死，夕占旦死。

肝见庚辛死，心见壬癸死，脾见甲乙死，肺见丙丁死，肾见戊已死，是谓真脏见皆死。

其有辛然死暴病者，何也？三虚者，其死，其死暴疾也。得三实者，邪不能伤人也。愿闻三虚。乘年之衰，逢月之空，失时之和，因为贼风所伤，是谓三虚，故论不知三虚，工反为粗。愿闻三实。逢年之盛，遇月之满，得时之和，虽有贼风邪气，不能危之也，命曰三实。

夫病传者，心病先心痛，一日而咳，（肺气）三日胁支痛，（肝病）五日闭塞不通，身痛体重，（脾病）三日不已，死。冬夜半，夏日中。肺病喘咳，三日而胁支满痛，（肝病）一日身重体痛，五日而胀，（胃病）十日不已，死。冬日入，夏日出。肝病头目眩，胁支满，三日体重身痛，五日而胀，三日腰脊少腹痛（肾病）胫酸，三日不已，死，冬日入，夏早食。脾身痛体重，一日而胀，二日少腹腰脊痛，胫酸，三日背胆筋痛，小便闭（肾痛）十日不已，死。冬入定，夏晏食。肾病少腹腰脊痛，骱酸，三日脊胆筋痛，小便闭，三日腹胀，三日两胁支痛，三日不已，死，冬大晨，夏晏晡。胃病胀满，五日少腹腰脊痛，骱酸，三日背胆痛，小便闭，五日身体重，六日不已，死，冬夜半后，夏日昳。膀胱病小便闭，五日少腹胀，腰脊痛，骱酸，一日腹胀，一日身体重，二日不已，死，冬鸡鸣，夏下晡。诸病以次相传，如是者，皆有死期。

谈道生

夫上古圣人之教下也。虚邪贼风避之有时。恬惔虚无，精神内守，病安从来？上古圣人，谓古之医圣，如黄帝、岐伯等是也。下人也，教下，教人避病害之法也。虚邪贼风足以害人。如春旺于木，东风为正，西风为邪；夏旺于火，南风为正，北风为邪；秋旺于金，西风为正，东风为邪；冬旺于水，北风为正，南风为邪，言风从后来，乘虚而入之邪也。风之乘虚而入，犹贼之乘人不备而入室也，故谓之虚邪贼风，皆当随所遇而审所以避之也，故曰避之有时，恬惔安也。安则内无所营，处无所逐。虚无空也，空则虚极，虚极静笃，臻于自然。真气，有生以来所有之元神也。从之，神不外散也。安于空虚，元神克保，则精无或伤，邪自难犯，病无由生。故曰精神内守，病安从来？

有真人者，提挈天地，把握阴阳，呼吸精气，独立守神，肌肉若一，故能寿敝天地，无有终时，此其道生也。真人者，无七情六欲，声色货利之人也。望之若愚，即之和也。其所受之天者，行必本乎天时；其所受之地者。行不违乎地气。天，阳也；地，阴也。遵天地，即所以和阴阳也，提挈于前而把握于后，庶几不失天地阴阳故有之真也。呼者气出也，吸者气入也。呼气至高，上可接天根；吸气至深，下可通地脉。气炼成精，精化为气，故曰呼吸精气。至于精气皆化，则独在乎神，故曰独立守神。肌肉若一者，犹言恬惔虚无，虽具形体，乃若空虚无有也。天地固空虚，尚不能若无有，故天地有混沌之劫，故曰寿蔽天地。若真人之无为而成，直可前乎无始，后乎无终，寿超天地以上。故曰无终时。道生者，明乎神注于天地之外，非藉形体以为生也，故曰道生。有至人者，淳德全道，和于阴阳，调于四时，去世离俗，积精全神，游行天地之间，视听八达之外。此盖益其寿命而强者，亦归于真人。至人者，无仙凡珍域，纯任自然，能造其极之人也。其修德出于不自知，日积月累，至于无穷，故曰淳德。其乐道行乎不自已，规行矩步，从不出轨，故曰全道。知阴阳之不可偏胜，而恒能变理之，故曰和。知时序之不可或逆，而恒能顺受之，故曰调。无丝毫争竞之心，故曰去世。无斯须尘俗之见，故曰离俗。不求名，不求利，不露影，聚精会神，亦能呼接天根，吸通地脉，臻于气化精，精化气，精化神之境，故曰积精全神。如是游行于天地之间，有不耳目聪明，无远勿届，视听极于八荒者乎？是为有为而至之至人，亦自能永增其寿命而称强于世，全其形而生坐不朽，以炼神还虚，终得修于真人，故曰亦归真人。有圣人者，处天地之和，从八风之理，延嗜欲于世俗之间，无恚嗔之心。行不欲离于世，处天地之和，从八风之理，适嗜欲于世俗之间，无恚嗔之心。行不欲离于世，被服章，举不欲观于俗，外不劳形于事，内无思想之患。以恬愉为务，以自得为功。形体不敝，精神不散，亦可以百数。圣人者，大莫能载，小莫能破。不过不及之人也，其德足以配天地，以天地之教化为教化，以天地后载为后载，滋培涵养，天地同功，故曰处天地之和。其序足以合四时，以四时之寒热御寒热，以四时之燥温御燥湿，阴晴凉热不背四时，故曰从八风之理。其与世俗相处也，其间虽一饮食之微，亦必饮乃食，饱即止，渴乃饮，否则已。一据起之细，亦必夜就卧，早即兴，无尽寝，无梦惊。无在肯变其常度，而不即于安，故曰适嗜欲，有恨怒之谓志，有盛气之谓嗔。圣人于恨怒，则豫能防之，于盛气，则豫能平之，故曰无恚嗔之心。然其所作所为，又匪必绝异于人，故曰行不欲离于世。但其被服有章，章身有制，断无至耻恶衣服，妄至美乎黻冕，效法流俗人之所为，故曰举不欲观于俗。劳形之事，有所不为；劳神之患，有所必避，故曰外不劳形于事，内无思想之患。如是则七情可使不扰，六欲可使不侵。乐不使极，惟期适当，素位而行，不愿乎外，故曰以恬愉为务，以自得为功。贞固不摇则不衰，静默归真则完聚。形体不衰退，精神完聚，犹有不及百岁而萎者乎。故曰形体不敝，精神不散，亦可以百数，有贤人者，法则天地，像似日月，辨列星辰，逆从阴阳，分别四时，将从上古，合同于道，可使益寿而有极时。贤人者，有过则改，无则加勉人也，即所谓已病而能治者也，亦能合天时行地利，体天之滋养众生，察地之安育万物，以施其补救之方，故曰法则天地。亦能和乎阴阳，顺乎时序，如日之升，如月之恒，以照临下土，而资人瞻仰，故曰像似日月。又如星众拱辰，能识南箕北斗，东启明，西长庚，以此病之能识春温、夏热、秋燥、冬寒之各有阴阳从逆之理，以施其针砭药石之术，故曰辨列星辰。逆从阴阳，分别四时，几与古人有志同道合之慨，特仅得以古为徒，而未能与之同其归趣耳，故曰将从上古。合同于道，至能如是，亦自勿犯天地之和，可以保夭札之患，使男女各得至于天癸数究之期，形体衰惫之日，实在无可用力之时，乃及终年，故曰亦可使益寿而有极时。

春三月，此谓发陈，天地俱生，万物以荣，夜卧早起，广步于庭，被发缓形，以使志生，生而勿杀，予而勿夺，赏而勿罚，此春气之应，养生之道也。逆之则伤肝，夏为寒变，奉长者少；春三月，春天三个月也，为春夏秋冬四季之首，故先说春三月。发陈者，发生春前未发生之物也。如春旺于木，草木畅茂，几秋冬所枯之草，至春一概发芽是也，故曰发陈。当此之时，天地有生生不绝之机，蓬蓬发育之气，使各种萌芽，无一物不得其养，是谓天地俱生。使众生畅旺，无一桌不改其风，是谓万物以荣，上言在天地发生之令在人亦当因其发生，而不令我于庭者，是使舒筋活络，亦养阳之道也。人生如发生于头，应春之为四季首也，故宜松散以俟生。若发紧扎，便妨碍其生气，故曰被发缓形。被发，即松散之谓；缓形，即不紧扎之谓。以使志生者，要晓知物各有志，发亦物也，其志当以余血贯彻，使之造意，方觉无碍生气。松散不紧扎，即所以使其志生也，故曰以使志生。生而勿杀者，犹言当发生之初，不可用揠苗助长手段，使之不长大也。予而勿夺者，犹言让生之时，小草不可瞧，嫩木不可伐，斧斤以时入山林之意也，赏而勿罚者；犹言当此之时，只可赏鉴，不可因其不好而去之，勿剪伐之意也。春气之应，本当如是，方不碍养生之道，故曰此春气之应，养生之道也，逆者，不顺也。逆之即不能如上之顺养生之道也，不能顺养生之道，于春则伤肝。以肝属木，旺于春，春旺不得旺，至夏不受火济，定当变热为寒，故曰夏为寒变。而能承奉以长者自少也，故曰奉者少。夏三月，此谓蕃秀，天地气交，万物华实，夜卧早起，毋厌于日，使志不怒，使华英成秀，使气得泄。若所受在外，此夏气之应，养长之道也，逆之则伤心。秋为痎疟，奉收者少，冬至重病。夏三月，夏天三个月也。蕃，护叶也。秀，开花也。故曰蕃秀，直天地泰交之时，其气正盛，又以火旺，譬如蒸物，未有不藉火而熟者也。此物之滋长之时也。在人当之，亦应夜卧早起，不失其时，一如春令。但当避热就凉，勿可为日所厌若，故日无厌于日。尤不可无故动怒，怒则生火，以火助火，其火益烈。譬之花将就实，而欲之使老，恐不老而反致萎也。故必之不动怒，庶得如花之渐渐成秀也，故曰使志无怒，使华莫成秀，使气得泄者，谓夏令热多，最忌闭塞，大宜开通。假如闭汗，便为开其肌腠，以泄其气是也。如日汗由外出，不是内攻，所受在外，而非生内也，不知外泄正由内攻而然也，受外实所以受内也，故曰若所受在外，夏气之应，本当如是，故曰此夏气之应，养长之道也。则闭而不通，便易伤心，以心属火也。若逢收肃之秋，则酿成痎疟。故曰秋为痎疟。绵延至冬，则水来克火，病必加重，故曰冬至重病秋三。此谓容平，天气以急，地气以明，早卧早起，与鸡俱兴。使志安宁，以缓秋弄。收敛神气，使秋气平。无外其志，使肺气清。此秋气之应，养收之道也。逆则伤肺，冬为飧泄，奉藏者少。秋三月，秋天三个月。草木渐凋，故曰地气以明。早卧以避新凉，早起以致新爽，故曰早卧早起。鸡鸣而起，故曰与鸡俱兴。斯时也，大火西行，金归秋旺，肃杀之气口厉，温和之气曰衰，端宜自怡自悦，以其安适而绝感触，故曰使志安宁，以缓秋刑。神不外露，气不外散，故曰收敛神气，燥则润之，湿则化之，故曰使秋气平。守志不阿，故曰无外其志。腥臭禁闻，秽浊忌吸，即使肺气清之谓也，此为养吸之道。秋气之应，当如是也。苟其逆之，则肺伤矣。以肺属金，旺于秋，失其养，则寒无所依，二便失固，故曰冬为飧泄。而欲奉以为冬藏，有几何哉？故曰奉藏者少。冬三月，此谓闭藏，水冰地坼，无扰乎阳，早卧晚起，必待日光。使志若伏若匿，若有私意，若已有得，去寒就温，无泄皮肤，使气亟夺。此冬气之应，养藏之道也。逆之则伤肾，春为痿厥，奉生者少。冬三月，冬天三个月也，闭阖也。不开也，藏匿也，言至冬而阴盛阳衰，寒多热少，宜闭而不宜开，藏而不露也。故曰闭藏，时当闭藏，露结为霜，霜疑成冻，而水冰矣。风冷无尘，尘坚如石，而地坼矣。是以君子退藏于密，不让风寒侵犯，是谓无扰乎阳，早卧避寒，变如秋日，惟起则必待日出，以免早易伤寒，故曰早卧晚起，必待日光。伏潜藏匿也。若伏若匿，严若此志，有不可对人之处而潜藏也，又若有不可告人之事而独私见，故曰有私意。又若外无所求而惟恐有失，故曰若已有得。不使寒邪偶袭，故曰就温，无泄皮肤者，谓当此闭藏之时，不可使无故汗出也。如无故使出汗，便是夺气，夺之再夺，便是亟夺，故曰无泄皮肤，使气亟夺。此养藏之道。冬气之应，当如是也，逆之则肾伤矣。以肾屈水，水旺于冬，冬不能藏，则所主之筋骨弛张，不得自由矣。至春宜其痿厥也，奉为春生者不多，故曰春为痿厥，奉者少。天气，清静光明者也，藏德不止，故不下也。天明日月不明，邪害空窍，阳气者闭塞，地气者冒明，云雾不精则上应，雨露不下，交通不表万物命，故不施，不施则名木多死。恶气不发，风雨不节，雨露不下，则菀藁不荣。贼风数致，暴雨数起，天地四时不相保，与道相失，则未央绝灭。惟圣人从之，故身无奇病，万物不失，生气不竭。气之轻清而上浮者为天，故曰天气。天为清虚之府，纯一不杂，故曰清净，言天之体也，有体必有用。如万里无云，则光昭天下，如昼日夜月，则明遍环球。天德不露，亦不可见，故曰藏德。无声无臭，周行不已，故曰不止。故不下也者，谓天高在上，无所无覆。有颂以有好之德者，听之，有詈以无好生之德者。亦听之，概无损居上之尊，又安见临下之赫，以故曰故不下也。天休本明，假使天休自明，竟无藉日月之明以附丽，则障碍悉除，克明白露。其德不藏至矣，一旦云生雾奄罨，天为昏黑，气为闭塞，邪云空窍矣。人亦天也，以喻元本不藏，不亦善乎。故曰天明日月不明，邪害空窍。阳气者闭塞，即天为昏黑，气为闭塞之谓也。地气者冒明，即云生雾罨之谓也，云雾生于地，必得输精于上。上乃有函露之降，否则不下故曰云雾不精，则上应。雨露不下，亦忧人气化不输，水道不通也。然天地交则泰，表彰万物，生命以充。若交通不能表见万物之生命，则必孤阳不生，孤阴不长，阴阳乖舛，生机顿息，故曰不施，不能化生万物之谓也。不能化生万物，虽名山草木，有不并见枯槁者乎？故曰名木多死。恶气者浊气也，发者散也。恶气不发，谓浊气不散也。风雨不节，谓不能五日一风，十日一雨，当风不风，当雨不雨，气候乘乱也，不表之义也。雨露不下，谓地气不得上为云雾，天气不得下为雨雾也，不施之义也。菀槁不荣，即天地不得交通，名木多死之义也。大凡阴阳不和，则气候乘乱，则贼风暴雨叠相侵侮，故曰贼风数至，暴雨数起。春养生，夏奉长，夏养长，秋奉收，秋养收，冬奉藏，冬养藏，春奉生。故曰天地四时不相保者，谓四时失常，阴阳惨舒之道相失，则无论何物，不得长成，无论何人，不得永寿，故曰未央绝灭。未央，不及半之谓也。臂如人寿百岁，及五十而殂，一年四季，未交夏冬而尽也。其能藏得不露，无害空窍，顺乎四时，克保真神者，厥帷圣人，故曰惟圣人从之。从之则气候不乘乱，阴阳不失常度，安得有奇疾生之?

故曰身无奇病。隋遇而安，故万物不失。与时偕行，无或违忤，则天地之气化无穷，靡有尽期，故曰生气不竭。

能知七损八益，则二者可调。不知用此，则早衰之节也。年四十，而阴气自半也，起居衰矣。年五十，体重耳目不聪。年六十，阴痿，气大衰，九窍不利，下虚上实，泣俱出。故，知之则强，不知则老，故同出而异名耳。智者察同，愚者察异，愚者不足，智者有余。有余则耳目聪明，身体轻强，老者复壮，壮者益治，是以圣人为无为之事，乐恬憺之能，从欲快志于虚无之守，故寿命无穷，与天地终。

七数之奇也，阳也，八数之偶。阴也，损，减消之谓。益，增长之谓，七损八益，则阳消阴长之谓也。二者，即阴阳也。盖阴宜常损，阳宜常益，乃合顺阳者生，顺阴者来之谓也。能知即能察其消长之机，得以扶抑之术，使阳常盛而阴不乘也。调，调和阴阳者，故曰二者可调。不知用此，谓不明阴阳损益之作用也。不明阴阳损益之作用，未有不未及中半而颓败者也。衰，颓败也。早，谓未及中半也。节，关节也。故曰早衰之节也，年四十而阴气自半者，谓人年四十，升降之气适得其平也。半，平也，即平均各半之义也，过此则降多升少，阴胜于阳，而衰兆见矣。盖阳胜阴则强，阴胜阴则衰。起居，谓动作休沐，致于阴胜于阳，故曰起居衰矣。年五十体重者，亦以降气多而升气少也。降者，阴也。升者，阳也。阳气清轻，阴气重浊，人身至阳少，阴多之年，自然清轻不举，重浊易凝，身体见重，不亦宜乎，不特身重已也，抑且阳主通达，升少，则阴达少，阴主闭塞，降多则闭塞多。以是而耳不聪，目不明，亦所必至，故曰耳目不聪明矣。至于六十，则阳气大衰，已及独阴不成之年，故曰阴痿。痿，不振之谓也。又及九窍不利。九窍者，口鼻耳大小便也。不利者，言謇鼻塞，耳聋目昏，二便不禁也。下虚者，谓下元之火之衰，阳气不升也。上实者，谓阴气发越，阳为阴乘也，涕泣俱出者，谓阳衰至极，气不足以摄纳也，故曰涕泣俱出矣。故所以也。所以说晓得七损八益，有调和阴阳之术也。则其人强，不晓得七损八益，调和阴阳之作用者，则其人衰老也，故曰知之则强，不知则老。阴阳出于同，衰老名实异，故曰同出而异名耳。惟聪明人必能洞烛其何以出于同，而必使调乎阴阳，使同而不同，故曰智者察同。其笨俗人，但知前后之名实异，而不究强老之何以异，故曰愚者察异以是，愚者阴日增长，阳日衰消，气自不足，故曰愚者不足。智者阳日增长，阴日衰消，气自有余，故曰智者有余。有余，则视听及于八远，故曰有余则耳目聪明。阳多阴少，则身体轻健强也。故明体轻强，如是，虽应老弱，而仍益强壮，故曰老者复壮。若壮盛之时，更加强旺，保无纤毫疾病，故日壮者益治。是无为而治之圣人，纯任自然，一若无所作为，而实无乎不为，故曰为无为之事。恬惔自安，一若乐不可及，而但求乐之得会其大者，故乐怡惔之能。从欲者，从心所欲也，快志者，自足自慊之谓也，虚实对之，无有之对。盖实有之物易损，虚无之体则难坏也，能守从欲快志于虚无之体，则可与天地并立为参损无可损，永无穷期，故曰寿命无穷，与天地终。

想象养生之道

人生若梦，生命宝贵。人的一生是吐旧纳新的过程，过去的，曾是畅想过的未来；未来的，又是今天的畅想。不论新旧如何交替，不论斗转星移，人属于追求者，总是惜阴如金，把每分每秒光阴视如珍宝。

人生在世，从母体哇哇坠地，从哺乳到走路，从咿呀学语到会讲话，从入学受教育到步入社会，在这短暂的人生奋斗中，风风雨雨，霜霜雪雪，人生价值千差万别。有人为了名利和地位，不择手段的干尽不可告人的勾当，甚至抛出自己的生命，落得众叛亲离的下场，为人们所不齿；有人为了正义，为了中华民族的前途命运，献出宝贵的生命，百世流芳，永垂史册；有人为了一己私利而叹人生短暂。清康熙帝就如此悲叹：来时朦胧去时迷，空想人间走一回，未生之时又是随，长大叹人之是我，闭眼朦胧又是随，不如无来又无去，又无欢喜又无哉。三国时曹操欲建立曹家王朝，发出悲叹：对酒当歌，人生几何？譬如朝露，去日苦多。这道破了帝王将相为得到天下和统治人民，悲叹人生短暂。这是每个人的悲欢人生哲学。

我认为人生的奋斗，不管是出于何种目的，都应常常反省，总结经验教训，正确对待成功与失败。下面我谈谈想象养生，即是利用各种不同的想象来达到调节精神、愉悦身心的目的。

想象蔚蓝的天空，使人胸襟开阔，宁静爽朗；想象蓝天下的草原，令人心旷神怡，舒畅豪放；想象白云，有轻松安逸之感；想象五彩霞光，给人以温暖、悠闲、安宁和美好的联想；想象皓月当空，思念之情会油然而生。

想象青山幽谷，使人神清气爽；想象黄河，令人神情激荡；想象长江，促人奋进；想象甘甜的泉水，使人心平气和。

想象童颜之天真活泼，可纠正人过于拘谨之偏；老人想象青壮年之朝气可扫暮气与沮丧；想象姑娘的文静与温柔，有利于改掉粗俗之陋习；出门在外，想象亲人的期盼，常能激发出奋发向上、不甘人后的豪情。

回忆取得的成就，令人自信自尊；想象以往喜悦之事，喜悦之情油然而生；回忆昔日趣闻，可放松神经，解除人与人之间的隔阂；想象雄鹰展翅翱翔，能激发人奋发向上；想象美味佳肴或梅、橘、杏，可令人口舌生津，胃口大开。

以上列举只是想象养生中的一小部分内容，由于各人生活经历不同，所想象的事物虽然相同，但产生的结果却不尽相同。因此，各人可结合自己的体会，尽量想象能愉悦身心的事物，以利于调节和放松精神，从而达到养生的目的。

健康长寿必养神

人自从呱呱坠地，已寄生于自然界，实质寄生于社会。人类社会不断地向前发展，追求健康长寿、营造幸福人生，是每个国家，每个家庭，乃至每个人所致力追求的最高境界，要长寿必要养精护神。

古曰：余闻上古有真人者，提挈天地，把握阴阳，呼吸精气，独立守神，肌肉若一，故能寿敝天地，无终时，此其道生。中古之时有至人者，淳德全道，和于阴阳，调于四时，去世离俗，聚精会神，游行天地之间，视听八达之外，此盖其寿命而强者也，亦归于真人。其次有圣人者，处天地之和，从八风之理，适嗜欲于世俗之间，无恚嗔之心，行不欲离于世，被服章，举不欲观于俗，外不劳形于事，内无思想之患，以恬愉为务，以自得为功，形体不敝，精神不散……，法则天地，象以日月，辨列星辰，逆从阴阳，分别四时，将从上古合同于道，亦可使益寿而有报时。这说明古代思想家医学家和哲学家早就作出要长寿"必养神"的科学结论。

惜气存精更养神，少思寡欲勿劳心。大意是：人欲延年百岁，首先要敛气保精以养其内在精神。的确，养神是养生的重要内容，只有精神健康，才能长寿。

祖国医学认为精、气、神乃人身之三宝，是祛病延年的内在因素。精与气又是神的物质基础，精气足则神旺，精气虚则神衰。神是整个人体生命活动的外在表现，也是人的精神状态、思维活动。神在人体居于首要地位，惟有神的存在，才有人的一切生命活动现象。古代养生家指出，神强必多寿。这里所说的“神强”实为脑神健全之意。只有脑神健全，才能主宰生命活动，脏腑协调，肢体运动，五官通利，使全身处于阴阳平衡的正常生理状态。所以说，精盈、气充、神全为养生长寿之本，而调摄精、气、神的关键又在于养神。

古往今来，医家、道家、养生家们都十分重视精神调养，重视精神治疗和心理养生的作用。他们认为养生的关键在于排除杂念，保持心地纯朴专一，顺于天理。我们认为，善摄生者，不劳神，不苦形，神形既要安，祸患何由致也。著名医家石天基作一首气病歌：人或生来气血弱，不会快活疾病作。病一作，心要乐，病都却。心病还将心药医，心不快活空服药，且来唱我快乐歌，便是长生不老药。神只可得，不可失，只宜安，不宜乱。伤神则神衰，神衰则健忘失眠，多梦烦乱，不守舍则发为癫狂，甚则昏厥。安神者在于七情适度，喜、怒、忧、思、悲、恐、惊各有法度，适可而止。喜伤心、怒伤肝、思伤脾、悲伤肺、恐伤肾。五脏伤，则精神涣散；精神涣散，则神志衰减；神志衰减，则诸病丛生。以上三者相互联系，互为因果。现代医学也证实，人类疾病有多数是由于精神过度紧张引起的，如高血压、心脏病、神经衰弱、精神分裂症等。

我国中医学认同药养不如食养，食养不如精养，精养不如神养的说法。所谓养神，主要是指注意精神卫生。要做到安静平和，神清气和，胸怀开阔，从容温和，切不可怨天尤人，急躁易怒。起居有常，饮食有节，养其神也。如果人们只注意养身，加强饮食营养，不懂得养神，不善于养神，是难以获得健康长寿的。自古以来无数事例表明，心胸狭窄，斤斤计较个人得失的人，能过古稀之年者不多。而胸怀开阔，情绪乐观者，往往可享高寿。人生的道路坎坷不平，不如意之事十有八九。尤其人进入老年之后，由于社会角色、人际关系、健康情况、性格情绪等都会发生改变，若不能很好地把握住自己的“神”，往往会产生孤独、忧郁、失落、自卑等消极心理。从养生的角度讲，晚年能否保持良好性格、乐观情绪、高尚涵养和欢畅心境，对延年益寿意义重大。因此，老年人在注重“养身”的同时，更应重视“养神”与“调神”。

总之，养生宜着重于精神，关系到人的健康长寿，故养生应当养神和养德修性。人们若能遵循古训，修德养性，培养良好的情操，健脑全神，就能享“天年”之寿也。

养 生 六 放

心胸放得宽：人要胸怀大度，遇到不尽人意之事，不要生气动怒。古云：他人气来我不气，我本无心他来气，倘若生病中他计，气出病来无人替，请来医生将病治，反语气病治非易，气之为害大可惧，诚恐因病将命弃。我命尝过气中味，不气不气真不气。

眼光放得远：就是说看事物不要只看现状，要把眼光放得长远些，看他的发展和未来，这样就不会因劳心伤神而积劳成疾。

良心放得正：人要有德有寿。心理学研究发现，做了坏事的人，会始终处于紧张、恐惧状态，导致机体自主神经功能失调，内分泌紊乱，免疫功能降低，从而发生多种恶性疾病，甚至暴猝；相反，心地善良，多做好事的人，能经常保持心态稳定、生理平衡，神经和内分泌系统调节功能总是处于最佳状态，有助于健康长寿。

动静放平衡：动是指运动、劳动和脑力活动，静是指休息和睡眠。常言道，动则不衰，用则不退。老年人经常从事一些力所能及的劳动或运动，如事务、登楼、做操、慢跑、打太极拳、户外散步、跳交谊舞、短程旅游等，可有效维持身体个方面的功能，防止衰老。另外，经常读书、写字、画画，可防止脑萎缩。同时也要注意休息，保证睡眠充足，夜间睡觉不少于六个小时，中午小睡 1 小时左右。人只有有张有弛，动静保持平衡，才能保持旺盛的生命力。

情性放宽适度：人是有感情的动物，有超越普通动物的“七情六欲”。中国人最忌讳放纵情欲，性欲常被视为损伤的祸根。但医学研究发现，适度的性爱是有益健康的，爱情和性事可使人摒弃孤独与单调，增添生活情趣。一位 60 岁丧偶的老人患了抑郁症，意欲轻生，接受心理咨询后，找了老伴，而后变得精神焕发。实践表明，适度情爱和性爱可使部分身心疾病不药而愈。应注意的是老年人的性行为仍须坚持完整性，接吻、抚摸、温存，不可省略，单纯追求性器官的结合往往会造成性冷淡。要掌握好性事频率，要因人因时而定，以双方感到满足而不疲倦为度。操作要温柔缓和，不可操之过急，以免诱发意外。

饥饱放均衡：以往主张丰富饮食，主要是要保证营养物质的摄入，防止营养缺乏。如今强调营养均衡，饮食要营养科学，合理搭配，避免营养过剩。坚持早餐食好，午餐稍饱，晚餐宜少。可根据营养学家提出的食谱来安排。早吃一个鸡蛋，早晚各喝一杯牛奶，午、晚餐多吃素等，适量吃肉，经常吃点菜，每餐最宜七分饱，并搭配新鲜水果，切忌饮食单调，以确保机体需要。

养生三支点

中国古代保健之法，可谓浩瀚如海，其中的三戒、三有、三去被后人称为养生三支点或三定律。

三戒：我国古代著名的教育家孔子在生活上主张，君子有三戒，少时血气未足，戒之在色，及其壮者，血气方刚，戒之在斗；及其老者，气血即衰，戒之在得。青少年时期由于发育不成熟，不能早婚，不可迷花恋蝶，沉醉于儿女情长，反对贪色纵欲，主张节欲以养精，藏精而健身；中年时往往气刚任性，好胜善斗，所以应平心静心，和谐宽容；老年时，体力已虚弱，不要再竭力追求名誉、地位和金钱，否则会大伤元气，损身折寿。

三有：内经中明确提到人体要保持健康的三大要素：饮食有节，起居有常，劳作有序。饮食有节，就是要求吃饭时间要有规律，即定时定量，不过饥过饱，不过冷过热，做到精粗兼备，荤素搭配；起居有常，即养成良好的习惯，使身体在正常的节律下运作；劳作有序，即做工、务农、读书求学、处理公务、操持家务，都应有张有弛，连续苦作之间要适当休息。

三去：春秋战国时代的老子在道德经中提出去甚、去奢、去泰。这是十分有哲理的养生之道。他要求人们去掉极端的、过分的、奢侈的欲望和终日无所事事的懒散状态。不可得而强求之，或已得而贪得无厌，皆为“甚”。谋名曰名欲，图财曰利欲，贪色曰色欲，这些身外之物求无止境，只会招来乱心、犯形、伤身之祸，为养生者第一大患。

放开胸怀　欣赏人生

人要胸怀大度，眼光放得远，遇到不尽人意之事不要生气动怒，要看成功之路和未来的胜利，当然这种胸怀气度要建立在淡泊名利与欲望的基础上，真正做到是不容易的，那就要放开胸怀，欣赏人生。

欣赏是一种享受，是一种实实在在的享受。无论何时何地，学会了欣赏，便会收获快乐，收获温馨，懂得欣赏，你的心情便会永远阳光灿烂。

欣赏是一种情怀，是一种博大高雅的情怀。没有爱心热心的人，不懂得欣赏；缺少情趣的人，不知道欣赏。欣赏需要资本。

欣赏是一种幸福，是一种少数人才能享受的幸福。大千世界，芸芸众生，自以为是者多，懂得欣赏别人者少，自私自利者多，专门利人者少。

欣赏是一种态度，是一种发自内心羡慕的态度。当你读到一首清新流利、情味隽永的小诗，看到一幅别有格调、神韵悠然的国画，你不能不激动，你不能不羡慕，除非你是傻瓜痴子，此时羡慕不需理由。

欣赏是一种风格，是一种独特自在的感悟风格。纷繁世界，无奇不有，有山有水，有花有草，有风有雨，时时刻刻，变幻无穷。懂得欣赏，便懂得感悟，感悟愈深，生活得愈滋润、愈轻松。轻松滋润的生活便是至高无上的生活，既然知道无上生活的秘诀，为何不学会欣赏。

欣赏是一种力量，是一种与时俱进、自强不息、自我奋斗的力量。人生在世，区区百年，匆匆一日，忽忽一生，若不见贤思齐，脚踏实地，真抓实干，争分夺秒，多做一些有利于人类文明发展的大事、好事，年老时就后悔晚矣。学会欣赏，你便懂得珍惜，你便拥有更多，奉献更多。

欣赏是阳光，是雨露，是冬天里的一把火；欣赏是玉液琼浆，是夏日里的一片浓荫。让我们学会欣赏，让我们温暖处处；让我们学会欣赏，让我们阴凉处处。

欣赏是一种调整心态平衡的妙药，欣赏使人快乐，身心常健，意念坚定，精神焕发，心态平静。所以人应从容一点，放松一点，潇洒一点，开朗一点，明智一点，随和一点，淡泊一点，能这样一点一滴做起来，就会感觉精神愉悦。正所谓一颗平静的心，一副好心情，快乐无年限，益寿且延年。

中医论治心脑血管病

中医在临床治疗中老年人心脑血管病变时，要确实理解心、肝、肾、脾经之郁邪，软化血脉，消除郁邪，活血化瘀，对症治疗。有虚则补，有实则泄，温补祛寒结合。见心脑血管病，必先除心、肺、脾之郁。郁则气滞，气滞则血瘀，血瘀阴滞不通则闭，血沉加快，血压升高，烦则鼓暴，暴极则溢为中风危疾。

人之气血喜暖恶寒。人到中老年气血俱虚，体能退行，两腿先老，久寒不热，阴阳失调，正气不足，腠理不摄，心肾不交，气滞血瘀，虚阳上亢，有升没降，升降不宣，烦则心下鼓暴，脉阻而破，可成溢脑，猝倒昏迷，不省人事，为中风偏瘫、半身不遂之五绝症。

（一）心脑血脉的认识

脉乃血脉，气血之先，一旦阴滞，病之即发。中老年人心脑血管病变，多由心、肝、脾三经郁邪而致，心主血，肝藏血，脾统血，血郁三经之归，三经之郁邪，郁而发火，火热伤津，津虚气损，气损血凝聚，血就不自生而成血瘀。阴阳不通，血脉不畅，脑中缺血，头晕目眩，精神欠佳，言语不清，四肢麻木，震颤，嘴唇发绀，自烦失眠。

自烦鼓暴，心烦不眠，头晕目眩，失意，四肢麻木，懒言，短气，神志不宁，嘴唇发绀，为心郁。背项强，胁痛，身骨弹作，胃气上逆，小便急黄，肝失疏泄，腹满而鼓，为肝郁。腰下跗肿，大便闭结，消化不良，吸收力弱，排泄失常，为脾郁。

（二）病因病理

妇人有年未至七七之期，人以为血枯经闭，则心、肝、脾郁。人若血枯，安能久延人世，其实非血枯，乃血闭。中老年人阳虚气滞，体寒血瘀，流而则涩，气为血之帅，血随气行，气随血至，气出于肾水，血出于心火，调气必滋肾水，调血必添心火，滋肾重地黄。气郁必滞，气滞则血瘀，气滞血瘀则闭，血流而涩，阳不通病之即发。

（三）治疗方法

血流而不涩，津生而不枯，道路通。治疗中老年人心脑血脉之病变，要对症治疗，必先祛除心、肝、脾三经之郁邪，理直气血，脉浮滞数多郁，脉沉涩缓多滞。把郁邪排祛，才能着手调理气血，郁邪未清决不用补，一补便滞。中老年人体弱多虚，要注意四时、六淫、七情和饮食起居。补正知其虚，可知且血不能骤生，宜补正与祛邪。然而邪之不去补正亦无益，必须祛三经之郁邪，才补气血，气血畅通。补血必先救气，不急救气而补血，则有形之血不能速生。然而补气而不补血，则血亦不能自生，补血不补火，血而宜凝滞，血亦不能随气而速生。水为寒邪，得阳始生，那是气行血至的道理。

心主血脉，心主神明，神明不明则至十二经危。要使心脑脉络畅通无阻，先汤三阳经，三阳经从手走头。头为三阳之会，调经先温三阳，三阳之气走守八脉，通六经。治心脑血脉之病必通阳脉，可配合艾炷灸、直接灸，灸必化脓，脓出即病愈的方治，才能更好地治疗心脑血脉之病变。

三阳经取穴：曲垣、肩外、扶突、曲池四穴。特别是扶突穴最适合本病，扶突属大肠经，大肠属血。扶突在人迎后一寸半处，又是在颈椎动脉之上，脑脉经络必经之道。行灸则温，温则祛寒，能行气活血化瘀。温则通，脉不闭血不阻。现代医学中，扶突对枕小神经、耳后大神经、副神经、皮神经、颈神经，对脑血脉畅通有较强治疗作用。西医称为神经，中医则称为血脉。中医医云：有血则觉，无血失觉，经为血，觉则有血。西医名称虽不同，但实质是一致的，心血管即是心血脉。

治疗此症，用加味益经汤：熟地、白术、淮山、丹皮、丹参、酸枣仁、当归身、白芍、沙参、杜仲、柴胡、山楂、柏子仁等，本方对中老年病人心、肝、脾郁确有特效。中老年人心脑血管病患者，多服益经汤加味，有病治病，无病防病，延缓衰老，益寿延年，作用非凡。

附方：生地15克，熟地15克，柏子仁15克，天麻15克，菖蒲12克，丹皮15克，丹参25克，当归头15克，川芎15克，天麻15克，枣仁15克，柴胡12克，茯神15克，磁石20克，北五味15克。

以上方剂对中老年心脑血管病患者疗效显著，连服五至十剂病症可痊愈。

健康长寿歌诀

人生若梦，生命宝贵。人的一生是吐旧纳新的过程，过去的曾是畅想过的未来，未来的又是今天的畅想。不论新旧如何交替，不论斗转星移，人属追求者，总是惜阴如金，把每分每秒光阴视如珍宝，把人生和养生健康长寿去追求。下面我把人生和养生健康长寿归为十点要诀。

1. “人要孝”。人要孝，父母生我恩难报，三年乳哺苦涂劳，养得成人图有靠。听我歌，尽孝道，朝夕承欢休违拗，寒时检点衣穿足，饥来茶饭宜先到，檐前滴水不差移，你的儿孙都尽孝。

2. “人要悌”。人要悌，手足天伦非儿戏，兄爱弟敬两相亲，骨肉同胞难抛弃。听我歌，当爱悌，语三言四都莫计，同居妯娌要相安，免得大家伤和气，嫡派同堂一般见，眼前生子又兄弟。

3. “人要严”。人要严，有子须当教训先，养子不教父之过，爱他今日害他年。听我歌，早着鞭，莫因小过且姑怜，自小纵容不成器，大来拘束也枉然，士农工商执一业，免他流落在人间。

4. “人要忍”。人要忍，闲是闲非休作准，些许小事没含容，弄得家贫身也损。听我歌，早自醒，告状争强没要紧，花钱惹气误营生，受怕担惊睡不稳，过后追悔来不及，只为从前不肯忍。

5. “人要勤”。人要勤，男耕女织多经心，耕得田禾吃饱饭，织得布帛着衣衾。听我歌，该认真，迟眠早起学成人，游手好闲流下贱，为非作歹受官刑，古云坐吃山空了，要望成家只在勤。

6. “人要俭”。人要俭，淡饭粗衣安贫贱，酒肉朋友哪个亲，手里无钱人都厌。听我歌，存主见，掐来皆是血汗钱，有钱常想没钱难，没钱而今何处变，不许浪费是箴言，若要身安要省俭。

7. “人要谦”。人要谦，从来自大必生嫌，惹祸皆因好多事，结帮豪横有牵连。听我歌，莫生偏，见人礼貌笑颜添，奸盗鸦谣行不得，若迎狂妄定招愆，亲朋个个都喜欢，乡党恂恂一味谦。

8. “人要让”。人要让，你来我往都钦尚，坏人厚交吃他亏，有益好人当学样。听我歌，莫轻忘，就少推多才为上，放开一步天地宽，何必锱铢尽较量，任他算计有千般，我不想争有一让。

9. “人要愚”。人要愚，装聋作哑假痴迂，聪明多被聪明累，巧者常为拙者驱。听我歌，好自知，每日憨憨心胸舒，任他承巧天难苟，枉自煎熬事转虚，我只随缘不忘想，天涯快乐总归愚。

10. “人要笑”。人要笑，笑笑就能开怀抱，笑笑疾病渐消除，笑笑衰老转年少。听我歌，当知窍，抱好光阴莫丢掉，堪笑痴人梦未醒，争名夺利何时了，从今快乐似神仙，嘻嘻哈哈只是笑。君要健康长寿，笑！笑！笑！

养生在于德与性

人类社会不断地向前发展，健康长寿是人们所追求的最高境界。营造幸福人生，构建和谐社会，是每个国家、每个族群、每个家庭，乃至每个人所致力追求的思想境界。“仁者寿”的养生根本就是德与性，就是养生长寿。

在道德修养与健康养生关系方面，我国历史上许多思想家和养生家都把养性和养德放在养生长寿的重要位置，甚至看成是养生之根。孔子提出，德润身，大德必得其寿，仁者寿，修以道，修道以仁等观点。“仁”指的是人与人之间同情友爱的感情。“寿”则有两层含意，其一是指人的实际寿命；其二是死而不亡谓之寿。也就是说有些人的实际寿命也许并不是很长，但他们业绩和英名却可以传之久远，其寿可以超过常人也。

老子提出，少私念，去贪心，认为祸莫大于不知足，咎莫大于欲得。一个在物质享受上贪心不足的人，必然会得陇望蜀，甚至损公肥私，自己也会终日神不守舍，因心理负担过重而损害健康。孟子提出，爱生而不苟生，这是积极的人生观，把仁义看得高于生命，认为必要时刻应该舍生取义。富贵不能淫，贫贱不能移，威武不能屈，成为千百年来仁人志士的道德名言。他还倡导老吾老，以及人之老；幼吾幼，以及人之幼的尊老爱幼的社会风尚。他认为良好的道德修养与练气功一样，有益于人体健康，每个人都应善养浩然之气。

汉代董仲舒指出，养心靠义。高尚的道德情操可使人心情愉悦，健康常存。夫人有义者，虽贫能自乐；而大夫无义者，虽富莫能自存。故仁者多寿者，外无贪而内清静，心平和而不失中正，取天在之美，以养其身。积善有功，常存阴德，可以延年。唯乐可以养生，欲乐者其如为善。这道出了为善和快乐与养生之间的联系。古代养生家石天基认为，善养生者，当以德行为主，而以调养为佐，提出了常存安静心、常存正义心、常存欢喜心、常存善良心、常存安乐心等作为道德修养要诀。

做人要良心放得正，才能有德有寿。心理学研究证明，做了坏事的人，会始终处于紧张、恐惧状态，导致机体自主神经功能失调，内分泌紊乱，免疫功能下降，从而引起多种恶性疾病，甚至爆猝；相反，心地善良，多做好事善事的人，能经常保持心态平衡稳定，神经和内分泌系统调节功能总是处于最佳状态，有助于健康长寿。所以说一个人要健康长寿，必须要修德养性。

知足者常乐

一个人的生命力是有限的，要做点好事并不难，难的是一辈子做好事。人生的道路不是平坦的，而是曲折复杂的。我认为人生的奋斗，不管是出于何种目的，应常常自我反省，总结经验教训，正确对待成功与失败，才有利于立身处世。古云：南来北往走西东，看得浮生总是空，天也空来地也空，人生杳杳在其中，日也空来月也空，来来去去有何功？田也空来地也空，换了多少主人翁，金也空来银也空，死后何曾在手中，妻也空来子也空，黄泉路上不相逢。朝走西来暮往东，人生好似采花蜂，采得百花成蜜后，一场辛苦一场空。夜深听得三更鼓，醒来不觉五更钟。弹指细算思量着，便是南柯一梦中。吾劝人间做善事，流芳百世乐融融。为人处世要做到知足，知足就会常乐，知足就会觉得心中像天地一样宽广。贪得无厌会觉得宇宙也十分狭小，多欲多求就更招致祸害。贫困时总想到丰盛，困境时常寻求平安，富贵时要有千车万马，尊贵时追求万钉宝带，没有得到又要求迅速赏给，得到后又想永久占有，芬芳的香气可比椒兰，位置稳固如同泰山，追求荣华富贵，没有知足，整日斗志昂扬，渐渐地越来越委顿。天气有寒有暖，日月有全有缺，时运好时多结善缘，时运不好生灾患。各种福分不可期求，各种祸害往往纷至沓来。一句话会招人怒忧，一举足便会有障碍。举首望世界，乾坤是多么大啊，得到荣誉不要立即欢欣，遇到患难也不要立即气馁。你看十个人中，八九没依赖。别人穷困多超过我，我的穷困仍然可以忍耐，况且处于夷途，还有什么事值得嗟气叹息呢？对于世界少一些索求，走路、睡觉都十分愉快，听天由命活到老，就不会四处不安。俗话说，一个名利思想不能彻底拔除的人，即使能轻视富贵荣华而甘愿过清苦的生活，最后还是无法逃避名利世俗的诱惑；一个受外力影响而不能在内心加以化解的人，即使他的恩泽能广济四海甚至遗留给千秋万世，其结果仍然是一种多余的伎俩。

世人都说神仙好，唯有功名忘不了。人人都想活得潇洒一点，轻松一点，快乐一点，但终其一生也潇洒不了，轻松不了，快乐不了。他们被什么东西拴住了，缠住了，卡住了？这东西就是功名利禄。似乎功名愈厚人生也就愈美妙滋润，其实功名利禄是一副用花环编织的罗网，只要你进去了，你就没法自在与逍遥。没有功名利禄，于是乎想得到功名利禄，得到了小的功名利禄，又想得到更大的功名利禄，得到功名利禄又害怕失去功名利禄，人生就在这患得患失中度过，哪里品尝得到人生甘美清纯的滋味呢？世人只知道功名利禄会给人带来幸福，殊不知功名利禄给人带来痛苦。为了功名利禄，我们劳心、劳神、劳力。为了功名利禄，我们计较、忙碌、奔波。为了功名利禄，我们怀疑、欺诈、争斗。为了功名利禄，我们玩阴谋，耍诡计，溜须拍马。如果拔去名利之祸根，做官的多讲些政治话，经商的多讲些良心，那岂不是更好吗？对我们而言，名利心太切，俗见太重，大概是人们入仕之初的最大缺点了，这不仅损害了人生境界，而且也严重地损害了自己的躯体。所以说，功名利禄也好，富贵荣华也好，患失贫困也罢！我们应思前想后，知足必定常乐也。

养生长寿八法

人类社会不断向前发展，在改革开放迈向小康生活的今天，健康长寿正在成为人们追求的时尚。我认为人之所以能长寿，在于注意平时细微之处保养自己。偏有一溉之功者，必一溉而后枯，而一溉之益固不可诬也。养生之道与此相仿，关键在于平日一点一滴的修养，不使自己身为七情所伤、六淫所中，如此才能身体强健，得以长寿。但世人恰与此相反。常谓一怒不足以侵性，一哀不足以伤身，轻而肆之。君子知形恃神以立，神须形以存，悟出理之易失，知一过之害生。故修性以保神，安心以全身，爱憎不栖于情，忧喜不留于意，泊然无感而体气和平，又呼吸吐纳，服食养身，使形神相亲，表里俱济也。首先在心理上要健康，要知道形体依赖精神而形成，精神凭借形体而存在，所以必须陶冶性情以保养自己的精神，安定心志来健全形体，爱憎忧喜等情感不留于心中，淡泊而宁静，做到没有过分的情欲，从而使心气和平。老年人要保持心态平衡，在日常生活中多参加有益活动。下面我提出“八字”要求。

（一）“保”：保持大脑活动

人的大脑用则进，不用则退，所以中老年人要多用脑，如坚持读书看报、绘画下棋，培养多方面的兴趣爱好等。研究和实践表明，一个经常用脑的65岁老人，其脑力并不比一个不爱动脑的35岁的青年人差。近来经研究发现，45岁以后勤用脑的人，患老年痴呆症的人比例明显少于不用脑的或少用脑的人，所以说老年人要健康长寿必须多用脑，使脑不枯且不老化。

（二）“活”：活动手指

俗话说，心灵手巧，说明了双手与大脑有着亲密的关系。经常活动手指，比如做手臂交替运动，手掌握力活动，转动健康球等，可以刺激大脑，并可益智健脑，延缓衰老。

（三）“转”：转换不同性质的活动

较长时间的单调工作或读书、写作后，应及时伸伸腰，捶捶肩，使大脑神经松弛而不过分疲劳，力求大脑始终保持最佳状态。

（四）“参”：积极参加社交活动

结交朋友特别是年轻朋友，可以感受青春活力，保持愉快的情绪，有利于脱离孤僻的生活环境。而积极有趣的体育活动，更会使人的精神欢愉，疲劳消除。

（五）“睡”：保持睡眠充足

中老年人要学会规律地生活，合理安排作息时间，努力做到按时就寝，按时起床，不要熬夜，保持一天有8小时，老人10小时左右的睡眠时间，因为充足的睡眠与提高人体免疫功能和抗病能力关系重大。

（六）“笑”：笑口常开

笑的保健作用越来越受到人们的重视。研究和实践证明，笑能降血压、降血脂；笑1分钟可以收到划船或劳动工作的效果；笑还能释放压力，减轻沮丧感；笑可以刺激人体分泌多巴胺，使人产生欣悦感。中老年人多与有幽默感的人接触，多看喜剧，多听相声，多读书，多看笑话故事，可以延年益寿。

（七）“调”：调节饮食

生活标准提高了，更要重视饮食调节，应尽量做到粗细混杂，荤素搭配。提倡多食维生素和矿物质丰富的红枣、牛奶、豆浆、蛋黄、胡桃仁、百合、木耳、香菇以及绿叶蔬菜、水果、红萝卜等，应少吃动物内脏及脂肪和含糖类多的食物，这样才能健康长寿。

（八）“听”：多听优美的动听的歌曲和故事

多听优美的歌曲可提高人的大脑活动力，调节中枢神经系统；多听喜事或可笑的故事，可兴奋大脑神经，保持健康活力及长寿。

健康八步走

近年来，由于社会的发展进步，人们的生活水平不断提高，追求健康长寿成为当前世界上的一个重要问题。

古书中曾明确提到人体要保持健康的三大要素：饮食有节，起居有常，劳作有序。饮食有节，就是要求人的饮食时间要有规律，即定时、定量，不过冷过热，做到精粗兼备，荤素搭配；起居有常，即养成良好的习惯，身体在正常的节律下运作；劳作有序，即做工作、务农、读书、处理公务、锻炼身体、跑步、做操等都应有弛，更要注意休息。下面提八步健身法供参考。

“健身 8 步走”对降低人体总胆固醇、血糖、血压都显示出明显的作用，因此被运动学家、心理学家、营养学家、医学家誉为二十一世纪的健身法宝。

（一）大步走

全身的肌肉都可参与运动，在肌肉用力的时候，血液循环量也可以增加，首先必先大步走。

（二）认真走

很多老年人走路时由于脚腕萎缩而难以直行，所以老人一定要认真地走每一步，以提高神经系统的调控能力，有效弱化小脑萎缩的高发，促进健康长寿。

（三）十点十分走

水平抬臂这个位置叫九点一刻，再向上斜举臂，这个位置叫十点十分。把胸挺起来，头昂起来，每天坚持走 200 步，会使老人的颈椎得到有效的锻炼。

（四）呼吸锻炼一二三四走

一是每走一步的自由呼吸；二是行走过程当中踩着一二三四的节律来有效提高肺部功能，一二三慢吸、深吸，第四步快呼，循环往复，可使氧气和我们肺泡之间的红细胞及二氧化碳交换的概率增大，促使全身充气达到健身。

（五）走一走，扭一扭

老年人走路的时候没事扭一扭，过去老说摇摇头摆尾扭一扭。因老人的腰颈关节的灵活度差，每天走一走，扭一扭，就是良性的内脏按摩，对于防治大小便不畅等效果非常好。

（六）高抬腿走

很多老年人从来不练抬腿，抬腿能力就越来越差。老年人腰肌的力量非常重要，高抬腿走可以锻炼它，大腿屈膝高抬，每天坚持高抬腿走 100 步，你会发现走台阶都不怕了。

（七）“弹着走”

两脚朝前，每走一步，十趾都要用力，特别是大脚指头用力，把人弹起来。“弹”着走有两种收获：一是锻炼脚指头；其次是对于脚弓、脚腕的锻炼，这对健康很有益的。

（八）倒着走

倒着走要有参照物，注意安全，上身挺直，腿自然一落，前脚掌着地再渡全脚，手臂自然摆动，保持整体平衡。小心地先用脚指头着地再渡全脚，手臂自然摆动，保持整体平衡，小心地先用脚指头着地，重心在前面，稍微踩空了，也不会摔跟头。这样走可以强化腰腿肌肉，增强平衡，比正行耗氧多，达到健体强身的作用。

老来愚

人类社会不断地向前发展，追求健康长寿，营造幸福人生，构建和谐社会，是每个国家、每个族群、每个家庭及至每个人所致力追述的思想境界。养生、养德、养性是养生长寿之根本，“老来愚”是养生长寿之要。

“老来愚”并非装疯卖傻，痴呆糊涂，而是老实憨厚的真诚。“老来愚”没有计算，没有欺骗，用乐于付出的真情和甘于吃亏的忍让来赢得和睦和谐，用严于律己的诚恳和宽容待人的谦恭来实现和顺与和善。“老来愚”简单、朴实、无私、不妄不伪。海纳百川，有容乃大；壁立千仞，无欲则刚。只有舍己为人，不患得失，不图名利，恪守诚信，才是真正的“老来愚”，虽愚犹智，可敬可贺。“老来愚”是建立在对人生的理解与觉悟的基础上，理解人生，洞悉红尘，迈入老龄更要修身养德，把牢操守。在生活的时空里，无论是出现在社区群体之列，还是出现在家庭亲人之中，遇到纷争，要尽量处之以“愚”。让一分则息事宁人，退一步则海阔天空。跟大家相处，要心宽、心净、心善、心实。既不视他人的脸色而悲，也不闻他人的言语而怒，既不被酒色财物所迷，也不为甜言蜜语所惑，要愚得正，愚得实，愚得纯，愚得诚。面对物欲诱惑，不该得的莫伸手，处理利益事务，需要舍的乐意舍，无怨无悔，心平气和。这样，晚年一定会平安健康，益寿延年，这就是“老年愚”的养生之道也。

微笑是一种修养

笑的保健作用越来越受到人们的重视。研究和实践证明，笑能降血压、降血脂；笑 1 分钟可以收到划船和劳动工作的效果；笑还能释放压力，减轻沮丧感；笑可以刺激人体分泌多肥胺，使人产生欣悦感。中老年人多与有幽默的感人接触，多看喜剧，多听相声，多读书，多看笑话故事，促进延年益寿。

生活并没有亏欠我们任何东西，所以没有必要总苦着脸。应对生活充满感激，至少它给了我们生命，给了我们生存的空间。微笑是对生活的一种态度，跟贫富、地位、处境没有必然的联系。一个富翁可能整天忧心忡忡，而一个穷人可能心情舒畅，一个残疾人可能坦然乐观，一个处境顺利的人可能会愁眉不振，一个身处逆境的人可能会面带微笑……

一个人的情绪受坏环境影响，这是很正常的，但你苦着脸，一副苦大仇深的样子，对处境并不会有任何的改变；相反，如果微笑着去生活，那会增加亲和力，别人更乐于跟你交往，你得到的机会也会更多。

微笑没有目的，无论是对上司还是对门卫，那笑容都是一样的，微笑是对他人的尊重，同时是对生活的尊重。微笑是有回报的，人际关系就像物理学上所说的平衡，你怎样对别人，别人就会怎样对你，你对别人的微笑越多，别人对你的微笑也会越多，你得到的回报也越多。在受到别人的曲解或误会后，可以选择暴怒，也可以选择微笑，通常微笑的力量会更大。因为微笑会震撼对方的心灵，显露出来的豁达大度让对方觉得自己渺小、丑陋。

微笑发自内心，无法伪装，保持“微笑”的心态，人生会更加美好。人生中有挫折，有失败，有误解，那是很正常的，要想生活中一片坦途，那么首先就应清除心中的障碍。微笑的实质便是爱，懂得爱的人，一定不会平庸的。

微笑是一种修养，并且是一种很重要的修养，微笑的实质是亲切，是鼓励，是温馨。真正懂得微笑的人，总是容易获得比别人更多的好机会，总是容易取得成功，所以说，要做到健康长寿，就必须保持心态平衡，就是要经常保持微笑，笑！笑！笑！

腰痛的保健

腰为一身之要，内藏两肾，是人体足太阳膀胱经以及督脉必经的要道，又是带脉环绕的部位。腰为肾的要腑，若风寒、暑湿侵入肌腠经络，流注腰肾，以致气滞、痰结、血瘀，会产生腰部疾病而引起疼痛，故五脏之伤，穷必及肾。肾伤则及腰，腰痛的主要起因是卫外不固，腠理疏松，涉水感寒，汗出当风，坐卧湿地，过度劳动，长期损伤腰肌，使骨质疏松。腰椎间盘突出、椎管狭窄等是老年人最为常见的腰部疾病。

传统医学认为腰为一身之要，屈伸俯仰无不由之。“站如松，坐如钟”是古代医家对坐与站最佳姿势的描述。注意日常生活中的各种正确姿势，腰部肌肉就不易疲劳损伤，避免腰部肌肉的过度劳累也是十分重要的。以下防治腰痛的保健原则涉及日常生活中的坐、卧、行、动、食各个方面要点。

1. 坐椅子时，最好能有靠背，同时脚下可以垫高些，使腰关节比髋关节高。在高椅子上就坐而脚下又无法垫高时，可以跷二郎腿，哪条腿在上面无关紧要，自我感受舒适就好，但时间不要过长，过长会损伤腰部。

2. 盘腿坐时，臀下应加坐垫，因为席地而坐会增加腰部骨骼和肌肉的负担。勿长期坐太矮的椅子和又软又低的沙发，在这样坐具上依靠的姿势会使脊柱的生理弯曲发生改变，造成疾病。

3. 卧床以硬板或棕板床为佳，不要长期卧软床，因为这样会使脊柱处于不正常的姿势，从而引起姿势性腰痛病。

4. 老年人尽量不要搬运重物，若实在不可避免，应注意先下蹲，再抬举重物，切勿直接弯腰搬运。两人抬物时，注意相互提醒，同时抬起、放下，要借助肩、膝关节的力量，防止扭伤腰部。从地板上捡东西时，无论物品轻重，都应蹲下去捡，站立时也要伸腰靠两膝支撑起来，以免发生意外。

5. 拿取较沉重的物品时，应使物品紧贴胸前抱紧，以减轻腰部肌肉的负担，取、放位置高过面部的物品时，要站在板凳上，不要伸腰踮脚去拿，以免发生意外事故。

6. 腰部持续疼痛，不能自行缓解时，一定要查出原因，排除肿瘤等病变。腰部急性疼痛时可以佩带腰围，卧床休息，以缓解疼痛，但注意不要经常佩带，并尽量在床上做腹部上拱，腰部后仰的锻炼，以达到健康目的。

7. 老年人的肌肉力量减退，又容易劳损，所以长期、持续的腰部锻炼是非常有益的，如太极拳、扭秧歌等运动简便易行，效果也好。自行揉按，叩打脊柱两侧肌肉，有一定的保健作用。

8. 老年人由于身体机能减退，易发生腰部扭伤骨折，此时一定要及时去看医生，一定时间的卧床休息，对预防后期腰痛是非常有必要的。

9. 由于老人骨骼中的矿物质含量减退，负重甚至站立就会感到腰痛，因此要注意多摄取高钙食品，多吃蔬菜、猪骨、鱼类等食物，常食些生鲜水果，多活动和做室外锻炼，以达到保健作用。

谈生气对人体的伤害

人经常生气是百病之源。从中医角度来看，生气至少有以下九种大害处：

伤脑：气愤之极可使大脑思维突破常规活动，往往做出鲁莽或过激举动，反常行为又形成对大脑中枢的恶劣刺激，气血上冲，还会导致脑出血。

伤神：生气时由于心情不能平静，难以入睡，致使神志恍惚，无精打采。

伤肤：经常生闷气会让你颜面憔悴，双眼浮肿，皱纹多生。

伤内分泌：多生闷气，可致甲状腺功能亢进。

伤心：气愤使心跳加快，出现心烦意乱、胸闷等异常表现，甚至诱发心绞痛或心肌梗死。

伤肺：人生气时呼吸急促，可致气逆、肺胀、气喘、咳嗽，危害肺健康。

伤肝：人处于气愤愁闷状态时，可致肝气不畅，肝部疼痛。

伤肾：常生气的人，可使肾气不畅，以致闭尿或尿失禁。

伤胃：怒气致气滞之时，不思饮食，不能睡眠，必致胃肠消化功能紊乱，心昏头晕，引起神经官能症，影响人的寿命。

健康长寿要点

中国古代保健之法，可谓浩瀚如海，其中的三戒、三有、三去被后人称为养生三支点或三定律。三戒：中国古代著名的教育家孔子在生活上主张君子有三戒，少时血气未足，戒之在色，及其壮者，血气方刚，戒之在斗；及其老者，气血即衰，戒之在得。三有：内经明确提到人体要保持健康的三大要素：饮食有节，起居有常，劳作有序。三去：春秋战国时代的老子在道德经中提出：去甚、去奢、去泰。这是十分有哲理的养生之道。

国外的医学家也提出多项有关健康长寿之法以提醒我们重视和学习，我提出下面“六点”通向健康长寿“公式”供大家参考。

1. 保持神经系统的稳定性，并尽量保持良好情绪。只有善于控制不良情绪并使之化为良好的情绪，才能保持和增强自己的健康体质。保持精神健康的可靠品质是：善良、诚恳、幽默，对他人的关心与尊重，以及对工作的认真态度和高明的技术。

2. 不断增强心血管系统功能，心血管系统是现代人生命保障体系中最薄弱的一环，增强其功能的有效手段是竞走、跑步、游水、滑雪、划船和骑自行车等。这些活动极益于心血管系统，对人体的神经、呼吸及其他系统也有积极的作用。

3. 要保持正常的体质，体重超过正常标准，极易导致各种器官提早衰老。要战胜肥胖症只有两种可靠的办法：一是食物的热量有所限制，少食脂肪蛋白多及过甜的食物，多食用天然蔬菜等杂粮食物。二是循环性锻炼，多做体育活动，做早操、打太极拳、跑步等。

4. 加强锻炼，增强身体的抵抗力，疾病的侵害就越少。锻炼的唯一途径就是经常进行体温调节机制的锻炼，一年四季以轻装为宜，冷疗法、冷热水淋浴等一些日常活动。

5. 促进呼吸器官功能增强，并抛弃有害健康的恶习，尤其是吸烟喝酒。这样做是为了改善大脑供血系统和其他器官的功能，当然也会使免疫系统功能得以增强，达到减少疾病。

6. 强化骨骼肌肉组织和各关节功能，这对所有内脏器官来说都极为重要，甚为发达的骨骼肌肉能使内脏器官的功能加强，要使这些器官经常处于健康状态。其手段是通过体操和按摩来增强双手、背部、腹部、胸部、双腿和脖子等部位的肌肉，改善体态和使关节灵活，达到健康长寿的目的。

八戒养生法

人寄生于自然界，实质寄生于社会，最多是活几十年至一百年。人们经过不少的风风雨雨和日晒的奔波，不断的迈进劳动与工作，逐步衰老，这是人生的发展规律，任何人不能抗拒的。所以我们老人应注意养生之道，下面我谈老人的“八戒”养生法。

（一）戒懒

老年人会感到两脚沉重，挪步困难。因此要适当增加户外活动，即使在家里，也要多干些家务活，以活动身体，千万不要久卧久坐。

（二）戒累

老年人从工作岗位退下来后，对学习、锻炼、家务动及社交等活动要安排得当，有张有弛，这样可使机体各组织器官得到适当休息。

（三）戒饱

现代医学认为，饱食（尤其是高热量食物）会增加体重，导致肥胖、高血糖、高血压、高甘油三酯、高胆固醇等。

（四）戒怒

老年人情绪容易波动，遇上不顺心的事容易发怒。当人的情绪急剧变化时，交感神经极度兴奋紧张，肾上腺素分泌增加，各器官的正常生理功能受到干扰，容易诱发胃肠溃疡、高血压及冠心病发怒危及生命。

（五）戒烟

老年人吸烟人群发生肺癌病者比不吸烟者高七倍，这是不可争的事实。据统计，每日吸烟超过 20 支的人，其心梗猝死率是不吸烟者的 4 ~5 倍。

（六）戒酗酒

有的老人每日口不离酒，饮无节制，睡眼惺忪，昏天黑地，误事不说，长此以来可诱发肝硬化，加速血管硬化，麻痹中枢神经，导致痴呆木讷。

（七）戒欲

历代医学家认为房事过度则伤肾脏，若肾气衰，轻则头晕眼花耳鸣，腰膝酸软，重则诸病缠身，危及生命，影响健康长寿。

（八）戒滥药

俗话说，是药三分毒。任何一种药物都或多或少有些副作用，常年用药，日久天长，必然会加重肝肾损害。在此应把握三条：一忌跟着广告走，特别是营养药物。只要不偏食，所需营养成分均可满足，不需额外补充。二忌小病用贵药，联合用药，或乱用药。三忌用药物来预防疾病，尤其长期使用强有力的广谱抗生素药，会造成胃肠内菌群失调，影响健康长寿。

老欲长寿要会柔

人类社会不断地向前发展，人们要求健康长寿。人到老年，身体生理机能渐趋衰退，脏腑功能逐渐虚弱，这是不可抗拒真理。

古曰：六十岁，心气始衰，苦忧悲懈惰，故好卧；七十岁，脾气虚，皮肤枯；八十岁，肺气衰，魄离，故言善误；九十岁，肾气焦，四脏经脉空虚；百岁，五脏皆虚，神气皆云，形骸独居而终矣。因此进入老年之后，人生应逐步从激进转向从容，从豪放转向静和，从阳刚转向阴柔。若从养生角度来看，人到老年“柔”则“寿”是个行之有效的一字秘诀也。

（一）性情要柔顺

孔子曾提出，仁者寿。老人们都应仁慈随和，凡事不强求，不过分，随便一点，想开一点。人有悲欢离合，月有阴晴圆缺，此事古难全。切忌大喜、大悲、大怒，要柔顺、温和，随遇而安，豁达开朗，知足常乐。良好的心态有利于老年人心理和生理健康，可以减少脑出血、脑血栓、心肌梗死等老年病症的发生。反之，脾气暴烈，性子急躁或孤寡忧愁，消沉郁闷的老人，往往易患冠心病、高血压、抑郁症等疾病，也就难以健康长寿。唐代大医家、养生家孙思邈曾提到，养生有五难：名利不云为一难，喜怒不除为二难，声色不云为三难，滋味不绝为四难，神虑精劳为五难。这是很值得我们老年朋友学习和琢磨的。

（二）饮食要柔软

由于老年人牙齿松落，津液亏损，肠胃功能虚弱，故不宜食生、冷、硬等不易消化的刺激性东西。古代养生家指出饮食五宜可供参考。食宜早些，食宜暖些，食宜淡些，食宜缓些。这些教导是有科学道理的。另外，老年体虚，适当调补很有必要。但补的种类很多，有补气、补血、补阳、补阴之异，又有补心、补脾、补肝、补肺、补肾之别，最好是在医生的指导下进补。

（三）穿着要柔美

老年人皮肤干燥，缺乏弹性，破损后恢复缓慢，所以应穿着柔软、宽松、透气性好的衣、裤、鞋、帽、袜等。避免穿紧身衣，高跟鞋及化纤物品，以免使皮肤血液循环不畅，出现擦伤及造成过敏等不良反应。服装的式样与色调要协调，有时代感，从而愉悦身心，青春常在。古言说得好，老来俏，人显少。这话是有道理。

（四）行动要柔缓

人老体弱，神经、肌肉、骨骼的功能都大打折扣，人体的协调性、灵活性，今非昔比，要是用力过急、过猛、过累，就容易受伤，甚至产生更严重的后果。所以，任何行动都应慢三步、小开门、软着陆。如：早晨起床或夜间上厕所，不要一跃而起，应先坐一会，定一定神，再慢慢起床，以防眩晕摔倒。拿东西时要量力而行，尤其是拿较重的东西，注意先调整好姿势，用力要柔缓，以免扭伤、挫伤、闪腰。遇大喜、大悲之刺激性的事，要冷静处理，避免情绪过于激动，突发病变。即使参加体育锻炼，也应选择太极拳、木兰拳、散步等柔和动作适应项目。若不注意这些细节问题，结果会使自己受伤。古人传说佛祖云：人生只在呼吸间，悟道之言，切记切记。总之，“柔”字当头，应贯串于老年人日常生活中的各个方面，是老年人活得更健康，更幸福，更长寿的秘诀。

快乐养生人不老

为人处世要知足，知足就会常乐，知足就会觉得心中像天地一样宽广，贪得无厌会觉得宇宙十分狭小。对于超越常人贪的人来说，多欲多求，就更招致祸害，影响身心健康长寿。

我国古代的思想家、养生家、医学家对养生保健都倡导保持心态平衡，保持喜、乐、爱等积极之情，而主张克制怒、哀、恶、忧、思、悲、恐、惊等消极之情。世人都说神仙好，唯有功名忘不了。人人都想活得潇洒一点，轻松一点，快乐一点，但终其一生也潇洒不了，轻松不了，快乐不了。他们被什么东西拴住了，缠住了，卡住了？这东西就是功名利禄。似乎功名愈厚人生也就愈美妙滋润，其实功名利禄是一副用花环编织的罗网，只要你进去了，你就没法自在与逍遥，你的心情就不轻松，心态就不平衡。如果你拔去功名利禄之祸根，做官的多讲些政治话，以民为本，实事求是；经商的多讲些良心，不义之财不取，发财有道，那不是更好？所以说，功名利禄也好，富贵荣华也好，患失贫困也罢！我们应思前想后，知足常乐，常乐人不老也。

（一）快乐能使人身心和谐

乐与喜一样，同为心志，若快乐适度，则心脏活动正常。心者，生之本，神主变也。心者，五脏六腑之大主也，精神之所舍也。可见心脏活动正常，不仅生理功能保持正常协调关系，而且按中医形神合一的观点，身心活动也会处于和谐的状态。

（二）快乐能使人忘掉忧愁

乐人忘忧，不知老之将至。悲哀愁忧则心动，心动则五脏六腑皆摇。忧郁生疾，疾困乃死。既然快乐可以忘忧，自然就会避免“心动”“五脏六腑皆摇”，从而免生疾患。

（三）快乐能使人充满活力

一个人活得快乐就应心态平衡，身心健康，才能快乐长寿。我们都希望人生中充满快乐，快乐如果不降临，人生就像机器缺少润滑油，那样咯咯吱吱作响，就会感觉不到美味，不论看到什么都不会觉得愉快，无论出现什么都不会感兴趣，人们只是履行义务。失去快乐，世界就会索然无味，有了快乐人生才会有朝气。快乐使人充满活力，这既是身心健康的前提，也是身心健康的体现。

（四）快乐能使人精神愉悦

人越是老，越是需要快乐来调节身心，来支撑意念，来适应变化，来焕发精神使心态平衡。于是就该从容一点，放松一点，潇洒一点，开朗一点，明智一点，随和一点，淡泊一点，想开一点，能到这样一点一点地做起来，便是找到老人的快乐之本，精神愉悦。正所谓一颗平常心，一副好心情，快乐无龄限，就会知足常乐，越活越年轻长寿。

老年人生活十忌

在改革开放步入小康社会的今天，要求健康长寿是当今社会的时尚。人步入老年期，要忌的东西也越来越多，为了更加健康长寿，老年人还是必须知道以下十点。

（一）忌久吃药

俗话说，是药三分毒。虽然老年人机体功能下降，患病较多，但也不能稍微有点不适就吃药或多吃药，否则容易对药物产生依赖性或抗药性。如长期服用一些止痛、镇静或激素药物，不但副作用不小，还会不自觉地加大服药量，使身体受到伤害，严重时甚至危及生命。

（二）忌酒色财气

人到老年气血体弱而衰老，脑和心血管扩张和硬化，体力已虚弱，不能再竭力追求名誉、酒色和财富。古语云：酒色财气四堵墙，人人都要在墙里藏，谁能跳出墙垛外，不活百岁寿也长，饮酒不碎最为高，见色不迷是英豪，世财不义切莫取，和气忍让气自消。所以说酒色财气，老年人不应过于追求，否则会大伤元气，损身折寿。

（三）忌久进补

老年人体质虚弱时，可以适当进补，以增强机体各方面的功能，减少患病的概率。但补药并非万能之物，对于正常人来说，过多的补药可能会影响身体机能，打乱新陈代谢的节奏，反而对健康有害，膳食平衡足矣。

（四）忌久坐定

老年人身体各器官的生理功能已经明显衰退，适应能力和耐受力较低，如果长时间坐着并保持某一种姿势，会造成肌肉僵硬，关节疼痛。久看电视、久坐牌桌、过久看书等都是不良习惯，影响健康。

（五）忌久奔波

老年人工作和运动要顺其自然，不能硬撑着不服老，与中青年人较劲。工作中要注意休息，锻炼身体也应以较缓和的运动为主，不要硬着头皮拼命干，这是影响健康长寿的。

（六）忌久悲叹

老年人最忌总是想到自己活一天少一天，身体好像衰老得很快的样子，从而对生活失去追求，悲观厌世，不思进取。所以不良情绪会使机体处于不正常的状况，长期如此易生病患疾，影响生命健康和长寿。

（七）忌久赖床

有人说年老人睡越多越好，能睡才会长寿，这种说法并不全面，是一种大错误。因为各人的体质不同，多年来养成的生活习惯不同，睡多睡少是不能衡量和决定健康的，只要睡后起床精神好即可。如睡得过多反会因缺水导致血液黏稠，容易诱发心血管疾病，影响生命健康。

（八）忌久无事干

安享晚年不是什么事都不做，过饭来张口，衣来伸手的生活。比如脑，常用则灵活，能使脑细胞放慢衰老的速度。手足也是如此，需经常活动，保持灵敏。身体各器官保持最佳状态，才能健康长寿。

老年人可以自由支配的时间较多，一些人就爱上了这样那样的娱乐项目，或是养成了一些嗜好，如迷恋牌桌、麻将等。凡事均应有度，适当地玩乐有益身心健康，过度则会有损健康长寿。

（九）忌久离群活动

儿女们有了自己的事业和家庭，一般不可能经常陪伴在父母身边。但老年人不能总留在家中，否则少于交际，甘于孤独，会使性格发生变化，影响健康长寿。

老年人十要、十不要

随着社会的发展，人民生活水平的不断提高，要求健康长寿是老人的希望。老人随着年龄的增长，消化功能降低，心血管系统及其他器官上都有不同程度的变化。因此对老人的饮食也有特殊的要求，为保持身体健康，应注意以下几个方面：

（一）老年人长寿十要

1. 饭菜要香：由于老年人味觉、食欲较差，吃东西常觉得缺滋少味。因此，为老年人做饭菜要注意色、香、味俱全。

2. 质量要好：由于老人体内代谢以分解代谢为主，需要较多的蛋白质来补偿组织蛋白的消耗。如多吃些鸡肉、鱼肉、兔肉、羊肉、瘦肉以及豆制品，这些食品所含蛋白质均属优质蛋白，营养丰富，不容易消化。

3. 数量要少：经研究和实践证明，过分饱食对健康有害，老人每餐应以八九分饱为宜，尤其是晚餐一定要少吃。

4. 蔬菜要多吃：新鲜蔬菜是老年人健康的朋友，它不仅含有丰富的维生素 C 和矿物质，还有较多的纤维素，有保护心血管和防癌、防便秘的重要作用，每天的青菜摄入量应不少于250克为标准。

5. 食物要杂：蛋白质、脂肪、糖、维生素、矿物质和水是人体所必需的六大营养素，这些营养素广泛存在于各种食物中。为平衡吸收营养，保持身体健康，各种食物都应吃，如有可能，每天的主副食品应保持十种。

6. 菜肴要淡：有些老年人口重，殊不知，盐吃多了会给心脏、肾脏增加负担，易引起血压增高。为了健康，老年人一般每天吃盐应以6~8克为宜，不能多食。

7. 饭菜要煮烂：老年人牙齿常有松动和脱落，咀嚼肌变弱，消化液和消化酶分泌量减少，胃肠消化功能降低。因此，饭菜要做得软一些，熟烂一些，才适合老年人。

8. 要多吃水果：各种水果含有丰富的水溶性维生素和金属微量元素，这些营养成分对于维持体液的酸碱度平衡有很大的作用，为保持健康，每餐饭后应吃些水果保持身体健康。

9. 饮食要热：年老人对冷的抵抗力差，如吃冷食可引起胃壁血管收缩，供血减少，并反射性引起其他内脏血循环量减少，不利健康。因此，老年人的饮食应熟、热、软一些，以适口为宜。

10. 吃饭要慢：有些老年人习惯于快食，不完全咀嚼便吞咽下去，久而久之对健康不利。老年人吃饭或食其他食物应细嚼慢咽，以减轻胃肠负担，促进消化。另外吃得慢些也容易消化和产生饱腹感，防止进食过多影响身体健康。

（二）老年人长寿十不要

1. 不贪肉：老年人膳食中肉类脂肪过多，会引起营养失调和新陈代谢紊乱，易患高胆固醇血症和高脂血症，不利于心脑血管病的防治。

2. 不贪精：老年人长期讲究食用精白的米面，这样一来摄入的纤维素就比较少，就会减弱肠蠕动，易患便秘症。

3. 不贪硬：老年人的胃肠消化吸取功能减弱，不要贪吃坚硬或煮得不熟烂的食物，如果经常这样吃会引起消化不良或肠胃病。

4. 不贪快：老年人因牙齿脱落不全，饮食若贪快，咀嚼不烂，就会增加胃的消化负担。同时，还易发鱼刺或骨头等硬物划伤鲠喉的意外事，所以说老年人吃饭时宜慢不宜快。

5. 不贪过饱：老年人饮食宜八分饱，如果长期贪多求饱，既增加胃肠的消化吸收负担，又会诱发或加重心脑血管疾病，而且会发生猝死身残之恶果。

6. 不贪酒：老年人长期贪杯饮酒，会使心肌变性过速，失去正常的弹力，加重心脏的负担。同时老年人多饮酒，还易导致肝硬化疾病。

7. 不贪咸：老年人摄入的钠盐量太多，容易引发高血压或中风及心脏病症，导致肾脏衰弱及身残。

8. 不食过甜：老年人多食过甜食品会造成功能性的紊乱，引起肥胖症、糖尿病、脱发等症状，不利于身心健康。

9. 不贪迟：老年人应遵作息有常，进食有节，三餐进食时间宜早不宜晚，这样有利于食物消化与饭后休息，避免积食或低血糖症。

10. 不贪过热：老年人饮食宜温不宜烫，因过热食易损害口腔、食管、胃道。老人如果长期服用烫食热食，还易患胃癌或食道癌症。

运动健康谚语：

运动好比灵芝草，何必苦把仙方找。

人怕不动，脑怕不用。

饭后散步，不进药铺。

早睡早起做早操，一天精神好。

拍打足三里，胜吃三只鸡。

竹从叶上枯，人从脚上老。

天天千步走，药铺不用找。

卫生是妙药，锻炼是金丹。

一日舞几舞，活到九十五。

偶尔闹情绪是好事

人生长在社会，实质寄生于自然界，天有不测的风云，月有圆有缺，人有喜怒哀乐，有悲欢离合，这是社会的发展规律。在日常生活中有些人会因心情不好“闹情绪”，或者火气重，大喊大叫发脾气，或者沮丧悲伤，暗自垂泪……事后，他们又常常为自己的表现感到后悔，甚至觉得自己感情失控，是不是心理上出了什么问题。其实，适当的表达自己的情绪，能使我们的情感处于更加平衡的状态。

在心理学上，情绪是指人发自本能的一种内心表达，譬如愉快的时候高歌、生气的时候暴躁，焦虑的时候沮丧。人们常常所说的“闹情绪”，主要指生气、悲伤、后悔、厌恶等带有负面性质的情感。这些情绪引起的一些举动，可能会让一个平日里温文尔雅的人突然变得不那么理智，需要指出的是，“闹情绪”和感到满足、高兴是一样的，都是人正常情感的需要。

人有喜怒哀乐，各种情绪的产生和存在都有它的道理。如果一个人长期压抑不良情绪，不仅会影响人的心理健康，还会导致身体上的不适。另外，每个人的承受能力都是有限的，一旦情绪积攒到一定程度无从发泄，就会轰然倒塌，以致精神崩溃。所以，通过一定途径表达内心情绪，抒发感情，才是健康的心理状态。

此外，不要把“闹情绪”作为家常便饭。人毕竟生活在社会当中，具有很强的社会性，除了要表达自己，也要顾及他人的感受，不能为了平衡自己的情感，而影响了正常的生活和工作。而且凡事都要有度，“闹情绪”并不意味着可以随心所欲地宣泄。人们更要学会在合适的时间，向合适的人，用合适的方式来表达。例如：工作上遇到不顺心的事和有经验的长辈或好友说说，如果实在没有合适的方式宣泄，哪怕独自大哭一场，也是一种释放不良情绪的方式。另外“闹情绪”不是目的，最重要的是在情绪释放之后，要能理智分析情绪背后的原因，用正确积极的态度去面对生活，这种“闹情绪”是有好处的。

养德谈长寿

人自从呱呱坠地，已寄生自然界，实质寄生于社会。人类社会不断地向前发展，追求健康长寿是人类所追求的最高境界。营造幸福人生，构建和谐社会，是每个国家，每个族群，每个家庭，乃至每个世人所至力谋求的理想境界，然往往事与愿违。尤其是在当今社会西风日盛，功利炽然，诚信脆薄，道德沦丧，以至灾祸频繁，社会混乱，家庭不和，人心惶惑无依。究其根源，实由废除圣贤教育，无有智慧，不明因果报应之理所致。

所谓是，人不学，不知道。建国君民，教学为先。教学首重德行的教育，弟子规便是落实德行教育的理想教材，仁义道德行善之基础，成圣为贤之根本，也是人类养德养生长寿的大法。

（一）养生

养生首先是养德。古代学者就曾提仁者寿的养生理论。在道德修养与健康养生的关系方面，我国历史上的许多思想家和养生家都把养性和养德放在养生的重要位置上，甚至看成是“生之根”。唐代医学家孙思邈就强调，性既自善，内外百病悉不自生，祸乱灾害亦无由作，此养性之在经也。百行固备，虽绝药饵，足以暇年，德行不克，纵服玉液金丹未能延年。世界卫生组织关于健康问题，提倡要把修养纳入健康的范畴。因为健康既涉及体能方面，又涉及人的精神健康的修养内涵。强调健康的人或者希望自己健康的人，要注意自身道德的修养。善良的品行，淡泊的心境才有于维持良好的心态，保持心理平衡健康长寿。

（二）养神

心藏神，为一身之主。主明则下安，以此养生则寿，殁世不殆，以为天下则大昌；主不明则十二官危，使道闭塞而不通，形乃大伤，以此养生则殃，以为天下者，其宗大危。所以保养心神是养生之要义也。要保养心神，首先要重视七情的调节，勿使太过，才能使全身的阴阳得以平衡，达到正气存内、邪不可干的境界。这是养生防病的前提。中医强调七情内伤是疾病主要病因之一，如过怒则伤肝，情志失节，心情失畅，恼怒与精神紧张，都可以伤肝，可出现肝过亢的高血压。肝阳过亢的继续发展，则可以化风、化火而出现中风症候。忧思劳倦伤脾或劳心过度伤心，心脾受损，欠则导致痰浊上扰，亦则心脾失养，气血失畅而冠心病遂生影响健康长寿。

（三）珍惜精气，节制色欲

中国古代哲学思想把“精”视作天地万物之间的基础，古曰：精气为物者，谓阴阳精灵之气，氤氲聚而为万物，精乃气之精也，故此处“精气”可视作为精。人始生，先成精，成立吾身者，即真阴之精也。这说明了人的生命的由来，形体的成立都有精的参与，精是体型体生命的基础。内经早就指出醉以入房的弊端。历代医家也反复强调保养肾精的重要性，如元代朱丹溪就专门为此写了色欲箴。肾藏精，为先天之本，精是人体赖以生存的高级精微物质，肾气充足，精充则体健寿长；肾气亏虚，精耗则体衰而不能尽其气。倘不知爱惜，那么尽管有很好的营养和优越的生活环境，也不能健康长寿。历代帝王的寿命史就可以说明这个问题。据说清代乾隆皇帝之所以长寿 89 岁，全靠御医教他远房事，习武备之故，如果只讲习武，不注意保精，长寿也是不可能的。

（四）保护脾胃，饮食有节

古书中曾明确提到人体要保持健康的三大要素：饮食有节，起居有常，劳作有序。饮食有节，就是要求人吃饭时间要有规律，即定时定量，不过饥过饱，不过冷热，做到精粗兼备，荤素搭配。肥甘厚味常为致病之源，过饥过饱易伤脾胃之气。脾胃一伤，则诸病丛生。

中医素有脾胃为后天之本说，因此必须注意饮食节，保护脾胃之气，即便有病，也宜以食疗之。食疗不愈，然后用药，总以不妨脏腑为贵。所以善治病者不如善慎疾，善治药者不如善治食。许多老年人的饮食习惯证明，饮食清淡适时是一个重要因素。现在防治冠心病十分强调少食高胆固醇食物，以免引起动脉硬化，这是有一定道理的，但也不能机械看待。有些人虽然尽量少食或不食这一类食物，但胆固醇仍然很高，这就要靠体育锻炼来帮助解决问题了。

（五）重视运动，勿使过度

提倡体育运动以增强体质，从而达到祛病延年的目的。在我国是古已有之，汉代华佗在论五禽戏时指出：人体欲得劳动，但不当使报耳。动摇则谷气得消，血脉流通，病不得生。虽说生命在于运动，但不当使极很重要，也是一句关键性的话。对体弱者来说，尤须予以足够的重视。运动的种类很多，从传统的角度来看，可分外功和内功两大类型。体操、跑步外加拳术之类型的运动属外功；五禽戏、太极拳、八段锦之类属内功。若以强壮身体为目的，则内功、外功均可锻炼；如果从养生角度来考虑，尤其是对老人来说，则以内功为住，这样习惯地运动可保健康长寿也。

房事与养生

人寄生在这个地球上，有天有地，有太阳，有月亮，有男有女，天为阳地为阴，太阳为阳，月亮为阴，男为阳，女为阴等等。但人要生存必追求性欲和生育，人要健康长寿，必讲究“性欲”。古语云：酒色财气四堵墙，人人都在墙里藏，谁能跳出墙，不活百岁寿也长。饮酒不醉最为高，见色不迷是英豪，世财不义切莫取，和气忍让气自消。世上无酒不成礼，人间无色路人稀，民为财富才奋进，国有朝气方生机，酒助乐礼社稷兴，色育生灵重纲常，财足粮丰国家盛，朝气华夏如朝阳。

古人云：余闻上古有真人者，提天地，把握阴阳，呼吸精气，独立守神，肌肉若一，故能寿敝天地，无终时，此其道时，中古之时有至人者，淳德全道，和于阴阳，调于四时，去世离俗，聚精会神，游行天地之间，视听八达之外，此盖益其寿命而强者也，亦归于真人。其次有圣人者，处天地之和，从八风之理，适嗜欲于世俗之间，无恚嗔之心，行不欲离于世被服章，举不欲观于俗，外不劳形，内无思想之患，以恬愉为务，以自行为功，形体不敝精神不散……法则天地，像似日月，辨列星辰，逆从阴阳，分别四时。我国古代哲学家养生家把人的“精”与“神”论为：精为万类之基，神为万物之灵。我国有很多医学家和思想家把“精”视作天地万物之间基础，易系辞曰：精气为物者，谓阴阳精灵之气，氤氲聚而为万物，精乃气之精也，故此处“精气”可视作为精。人始生，先成精，成立吾身者，即真阴之精也。这都说明了人的生命来由，形体的成立。人之血气精神者，所以奉生而周于性命者也。阴平阳秘，精神乃治，阴阳离决，精气乃绝。说明精神、气血同为机体生命活动的基本物质。重阳之人，基神易动，两种相搏，合而成形，常光身生，是谓精。因此精、气、津、液、血都是维持人体生活的物质基础，如果过分耗散，就会引起各种病变。人类社会不断地向前发展，人的性欲和生育也要适度而量，决不能过度追求，要使性爱和性欲符合客观现实。古人“八点”性爱养生之道有利于睦夫妇、和家庭、寿延年长。古人的性爱和性欲有 8 个要点可参考：

（一）以静为强，心毋休荡

性爱贵在宁心静气，排除恐惧、慌乱、烦躁等情绪，可谓是性爱的“心理准备”阶段。

（二）先戏而乐，神合意感

古人认识到先戏是一种乐趣，是性爱不可缺的一部分，能激起春性，提高性欲感促进性功能。

（三）先肾后心，弗欲强之

任何一方未达到良好状态时，均不可勉强，男人不可自力不胜而强举妄为，更不可强迫女性。性爱要先有性的生理冲动，而后再根据心理冲动来实施，这就叫先肾后心。

（四）五欲达交，三五至合

这说明性前戏要求男女达到最佳状态，即男子“三至”，女子“五至”呈“五欲”之征。“三至”“五至”是一种适合性爱的状态。对男性来说，就是阴茎充分勃起（肝气致），阴茎粗大发热（心气致），勃起坚硬持久（肾气致）。对女性来说，包括脸、口、唇、眉间红润（心气致），眼睑湿润、含性脉（肝气致），低头不语、鼻部身长汗（肺气致），依偎男性、躯体依人（脾气致），阴户开辟，阴液浸溢（肾气致）。“五欲”即男方激发女方咽部感到干燥，而吞咽口水是女方性欲旺盛的表现。

（五）徐徐持久，以和为贵

从容安徐，抽送和洽，不首长不暴，柔舒持久，这是古人定义的实质性爱的理想状态和要求，是健康长寿的性爱标准，人定义的实质性爱的理想状态和要求，是健康长寿的性爱标准。

（六）乃观八动，审察五音

古人一向强调，相爱双方在性欲时都应该满足，达到性高潮时，女性会有八种反应动作和五种呻吟声，可供爱侣观察，这是性欲满足的一种兴奋景象。

（七）讲求法式，疗病益身

古代人房中性爱欲求包括许多性爱姿势，据说能治疗某些疾病，但要智谋身体，讲究性爱的方式，这样有益适当的治病和身体健康。

（八）弱入强出，行气补脑

性爱后，男性应该在生殖器还呈硬态（生态）时拔出，不能全部疲劳软（死态）而拔出。这是健康的性爱，是古今之人讲究性爱的养生之道的主要内容，是性爱养生的基本标准。

健康的四个层次

人类社会不断地向前发展，追求健康长寿的人越来越多。近几年来世界卫生组织以及我国提出了新的健康概念：人的保健分为生理健康、心理健康、道德健康和社会适应健康四个层次，并且后面的健康层次是以前面的健康层次为基础而发展的更高级的健康层次。

（一）生理健康

指的是人体的组织结构完整和生理功能正常。人体的生理功能是指以人体内部的组织结构为基础，以维持人体生命活动为目的，协调一致地运动，以达到健康长寿的目的。

（二）心理健康

判断心理是否健康有三项基本原则；一是心理与环境的同一性，指心理反应客观现实，无论在形式、内容上均应同客观环境保持一致。二是心理与行为的整体性，指一个人的认识、体验、情感、意识等心理活动和行为是一个完整和协调一致的统一体。三是人格的稳定性，指一个人在长期的生活经历过程中，形成的独特的个性心理特征具有相对的稳定性。

（三）道德健康

道德健康是生理健康和心理健康的发展。道德健康的最高标准是无私利人，无私奉献，也就是为国家、为民族、为人民的利益无私奉献；基本标准是为正而利人，损人利己，祸国殃民的人纯粹是害国害民的害人虫。

（四）社会适应健康

社会适应是指一个人在社会生活中的角色适应，包括职业角色、家庭角色及学习、娱乐中的角色与人际关系等方面的适应。社会适应良好，不仅要有较高的社会交往能力，工作能力和广博的文化科学知识，能胜任在社会中的各种角色，而且能创造性地取得成就，贡献于社会，达到自我成就，自我实现，保持心态平衡，这是健康长寿的最高境界。缺乏社会角色意识，发生角色错位是社会适应健康不良的表现。

一个完全健康的人，应该是这 4 个方面都健康，健康的 4 个层次不是各不相关和分离孤立的，而是相互关联、关系密切的，不是相互促进，就是相互损害。

目前社会的发展趋势是越来越重视心理健康，人类追求长寿，这是不可抗拒的趋势。研究证明许多疾病的发生，发展和恶化都与心理因素相关联，心身疾病越来越受到关注，心身医学正在迅速崛起。所以说人们要健康长寿，必须要做到生理健康、心理健康、道德健康和社会适应健康这四种层次，否则达不到健康长寿之目的。

长寿三字经

鬓发白，年古稀，体渐弱，不为奇。
勿熬夜，按时起，神智清，再下地。
一日事，有条理，慢节奏，大有益。
常锻炼，壮身体，幽静处，深呼吸。
头常梳，足常洗，气候变，增减衣。
防感冒，莫大意，看电视，要间歇。
躲噪音，保听力，劳动活，须量力。
防骨折，别伤躯，食疗法，当牢记。
不偏食，善调剂，多清淡，少油腻。
少饮酒，烟禁忌，不过饱，勿受饥。
细咀嚼，防便秘，讲卫生，常查体。
活在世，应进取，重修养，淡名利。
遇烦恼，不生气，年龄增，不自弃。
习诗文，别求急，写日记，助记忆。
闻墨香，涂几笔，听音乐，调情趣。

长寿歌

清白的一生德性好，清爽的一身勤洗澡。
清醒的头脑睡得早，清新的空气常晨跑。
清淡的饮食求温饱，清洁的房间多打扫。
清香的烟酒不沾好，清宁的环境无烦恼。
清心的生活情欲少，清亮的眼睛人未老。

饭后百步走，活到九十九。
一日舞九舞，活到九十五。
一日抖三抖，去病又延年。
运动一小时，增寿六十分。
竹从叶上枯，人从脚上老。
天天千步走，药铺不用找。
人就怕不动，脑就怕不用。
运动能代药，药却不代动。
卫生是妙药，锻炼是金丹。

生命在于运动，运动抗衰延年。
常运动可增寿，懒运动常得病。
运动好比灵芝草，何必苦把仙方找。

长寿食疗歌

生梨饭后能化痰，苹果消食营养高。
木耳抗癌素中荤，黄瓜减肥有成效。
紫茄祛风通脉络，莲藕除烦解酒妙。
海带含碘消瘀节，香菇存酶肿瘤消。
胡椒驱寒又除湿，葱辣姜汤治感冒。
大蒜医治肠胃炎，菜花常食癌症少。
鱼虾猪蹄哺乳汁，猪牛羊肝明目好。
盐醋防毒能消炎，韭菜补肾暖膝腰。
花生降醇亦健胃，瓜豆消肿又利尿。
柑橘消食化痰液，抑制癌症猕猴桃。
香蕉含钾解胃火，禽蛋益智营养高。
萝卜化痰消肿气，芹菜能除血压高。
生津生神数乌梅，润肺乌发食核桃。
番茄补血驻容颜，健胃补脾吃红枣。
白菜利尿排毒素，蘑菇抑制癌细胞。
蜂蜜润燥又宜寿，葡萄润色令年少。

养 生 谣

夏热冬寒，风雨雷电，世态万千，经验教训。食需精鲜，素菜少盐，储金存款，克勤克俭。邻里交谈，良言生暖，事业家眷，忙则有序。与人往来，同心协作，尊老爱幼，仁义温顺。童叟求知，当好学生，散步打拳，合家欢乐。忧患自然，司空见惯，尊重客观，终生为鉴。少荤杂饭，周旬定餐，长流不断，救急解难。谦逊在生，恶语风寒，忠厚实干，闲而欣然。以诚相伴，力大无边，礼貌周全，气和团圆。勇于实践，诲人不倦，从不间断，益寿延年。

精神养生谚语：

要活好心别小，善制怒寿无数，
治病必先治神，药疗必先心疗，
忠诚是长寿之本，善良是快乐之源。
养生必先养德，大德必得其寿，
生活上适度，精神上大变，
人生虽坎坷，总是欢乐多。

老年养生十不歌

老人怎么活，方法要选择，应择有戒律，请听“十不歌”。

不当守财奴，金钱看淡泊，多少都坦然，贪婪生灾祸。

不做吝啬鬼，善事要多做，爱心献他人，等于爱自我。

不图名声显，虚荣害处多，脚踏实地走，一步一脚窝。

不恋温柔乡，放纵必堕落，置身红绿中，方寸不乱辙。

不为物而喜，喜报头脑热，一旦失理智，自我毁人格。

不因已生悲，从容胸怀阔，大度容天下，知足方常乐。

不染红眼病，浮躁铸大错，顺其自然好，心平气自和。

不怀非思想，自律需严格，凡事三思行，不可乱规则。

不结仇和怨，待人贵平和，方便让别人，困难当自我。

不甘混日月，惜时要紧迫，老也有所为，努力献余热。

做到十不后，余年自好活，天天好心情，时时有欢乐。

“十不”严遵循，老来福寿多，欢度第二春，夕阳红似火。

谈养生之道与抗衰老

人生活于社会，实质寄生于自然界，无时不和自然环境密切相关。天以五气饲养人，臊气入肝，焦气入心，香气入脾，腥气入肺，腐气入肾；地以五味饲养人，酸入肝，辛入肺，苦入心，咸入肾，甘入脾。人处于自然界，五脏外应五时，机体之内环境必须和自然外环境统一，才能维持其生命。如果自然界气候反常，或者是情志太过刺激，破坏人与自然的统一，扰乱了人五脏之气的协调，疾病就会接踵而至，由于病苦的折磨，人慢慢变形衰老。

人到老年气血俱虚，体能退行，两腿先老，久寒不热，阴阳失调，正气不足，腠理不摄，心肾不交，气滞血瘀，虚阳上亢，有升没降，升降不宜，烦则心下鼓暴，破坏血脉，及各脏腑的互相调节，使疾病不断产生，使人更会退行变衰。

人衰老与抗衰老或逆转衰老历来是医学界探究的永恒主题而经久不衰。尽管生老病死是不可抗拒的自然规律，但随着医学科学的进步，人类生存质量的提高，延缓衰老使寿命延长却使人们坚信不疑。千百年来，历代帝王将相都在寻求延年益寿之秘诀、秘方，然而由于历史的局限，迷信色彩过于浓厚等原因，使抗衰老得不到共识。如脏腑经络学说、阴阳学说、气血学说、精气神学说、与祛病延寿相关的虚实学说，五种学说相互渗透，相互补充，大量抗衰老方药应有尽有，为现代医学研究抗衰老奠定了牢固坚实的基础，对人类的贡献是不可估量的。

现代医学认为，衰老与自由基增高、神经系统功能衰退、内分泌功能失调、免疫监视功能低下、吸收和利用障碍、精神过度负荷、环境严重污染、身心健康等因素密切关系。衰老是各种疾病的综合表现。从免疫功能降低到血糖、血压的升高，各器官功能的减退到视力障碍、老年性痴呆、皮肤皱纹和老人斑的出现，每个病理过程的恶性循环，都会影响人类寿命的延长或逆衰老。衰老的规律是，年龄增长，人体内各种生理功能和生化代谢平衡失调，脏腑功能逐渐衰退，客观上反映出人在精神上、心理上、身体上的衰老，衰老又促进各种平衡破坏并形成恶性循环。事实证明，人的内外环境失调，脏腑阴阳出现偏盛或偏衰，会导致疾病的发生，并促进衰老的快速发展。

抗衰老、逆转衰老必须通过调节阴阳使机体的阴阳偏盛偏衰得以恢复相对平衡，达到阴平阳秘、精神及治之水准，养神保形，故能形与神俱，而尽其天年。重点保养精气，使精气充足，促进脏腑间生理功能的协调，扶正而不恋邪，祛邪而不伤正，适度静养心神，排出杂念活动形体，使气血流畅，增强机体抵抗力和免疫力，使机体正气存内、邪不可干，养生防衰。

对于抗衰老应防重于治，正确的做法应是排除引起衰老的因素。①避免脾肾功能失调。若违反了生活规律，必然导致脾肾功能失调而有害健康而导致早衰；②情志失调，必损脏腑。大量临床实践证明，使人短命夭亡的是不好的情绪和恶劣的心境，愁一愁白了头就是对恶劣心境使人早衰的最佳写照；③缺乏身体锻炼易早衰。人的生活在于活动，运动能强身健体，增强免疫力监视功能和抗病能力，若体育运动减少，各种疾病接踵而至；④七情六淫过盛易致早衰，古人指出：若以酒为浆、以妄为常、醉以入房、以欲竭其精、以耗其真、不知持满、不时御神、逆于生乐、起居无节，故半百而衰也。这指出七情六淫与早衰的关系，故调节七情六淫是人们保持健康的必要手段。人所共知，精髓是生命的物质基础，无精则无气，无气则无神。故颐养精神，保元全真，无欲无贪，心态平衡，才是长寿之道也；⑤禀赋不足易早衰，先天体质直接关系到长寿与早衰。大量事实证明，父母体质较差直接影响子女一代的健康，子女一代先天不足，早产儿发生率明显增加，子女一代出现早衰便成为一种必然。虽已掌握了人衰老的原因与规律，我们必须做到以下几点看法：

（一）颐养神节欲射精、知足常乐，心宽情畅

对抗衰老历代名医用了不少心血钻研，从长期的探索实践中取得了各种不同的方案。千金方中提到，老人之道常念善，勿念恶，常念生，忽念杀，常念信，勿念欺……养老之要，耳无妄听，口无妄言，身无妄动，心无妄念，此者有益老人也。老年人应随时调整自己的情志，心情舒畅能促进机体生理活动、新陈代谢的正常与平衡。人的精神状态与生命活动关系密切，精神在生命活动中和防止衰老中起主要作用。我们医学者从长期的实践中证实，健康、乐观、愉快的生活环境，是战胜衰老、颐养精神、逆转衰老、养生长寿的必备条件。而七情内伤是致衰老的重要原因，不良情绪对人的神经系统刺激和损害极大，可使中枢神经系统平衡遭受破坏，使人记忆力、思维能力大幅度降低，使脑内多巴胺能神经元退行性病变，脑细胞对刺激的反应能力降低，反馈通路中断或延搁，导致痴呆发生。多方面证明，人情绪善于波动，经常生气发怒，大发雷霆，整天在坏的环境下过日子，就易患缩短寿命病。由此可知，善养生者，必保其精，精盛则气盛，气盛则神全，神全则身健，身健则少病，神气坚强，老而益壮也。所以颐养精神、节欲射精、知足常乐、心宽情畅可使人衰老延缓，不失为抗

衰老和逆转衰老的养生长寿法宝。

（二）适时调养，起居有常，保元全真，养精保气

我们医学者认为，生命节律控制着人体生理活动，生命节律周期与自然界盈虚消长规律相应，按生理节律作息可使人们将自身状态调节到最佳水平。在四时调养中，春之月要夜卧早起，广步于庭；夏三月要夜卧早起，无厌于日；秋三月要早卧早起，与鸡俱兴；冬之月要早卧早起，必待日光。春夏养阳，秋冬养阴。人类要生存，无法脱离自然界，四时交替，寒来暑往，对人体影响极大。所以根据季节的变化，注意四季调养，防寒避暑，起居有常，故为养生抗衰老者追求的良方。我们医学者认为，人之生长、生育、生殖、繁衍全赖于精气发挥作用，通过保养精气起到精神变物质，物质变动力，使人体内的元真之气充沛旺盛，从而起到抗衰防老防病健身延年益寿的作用，使人达到长寿无病无疾无痛而终寿。气聚精盈则神旺，气散精衰则神去。说明欲使神旺必须养精保气。医学临床实践证明：人的寿命长短取决于先天精气的盛衰，保精气故可保全寿命，保精气之法不只是在于营养好坏，精神求静亦可抗衰老，而精神过度消耗必伤精气，从内伤五脏使人遭殃。庄子主张内外返真，回复到婴儿状态，如亡我外其身，放下生身健康担忧的精神负担，澄心息虑，顺乎自然。欲养心必

养神，欲求神宁必心清静，心静则气定神往，静则神气翕歙，阴气自生。所以四时调养，起居有常，保元全真，养精保气，定能达延年抗衰老，逆转衰老之境地也。

（三）食膳合理，固护脾肾，戒烟适酒，可饮淡茶

人的生命活动是靠糖、蛋白质、脂肪、维生素、无机盐、微量元素、空气、水分等营养物质维持，人体吸入的营养物质应与人体需要相平衡，若失去平衡就会影响身体健康而致疾病和早衰的发生。合理膳食是十分重要的，膳食要讲求色、香、味、美，而且要多样化而不单一。严禁偏食暴饮，尽量做到精细搭配，干稀结合，荤素搭配，花样翻新，合理搭配食物，使摄入的膳食营养效果良好。所以建议早饭宜好、午饭宜饱、晚饭宜少，故而达到老而不衰的境地。

吸烟如吸毒，这是公认之理。烟草中有数十种化学物质特别是尼古丁毒素强，吸入化学元素对人体的健康有严重损害，导致呼吸、心血管系统疾病的发生。有多种化学物有致癌性，使人更早衰老，出现皱纹，脸色变灰白，降低机体对各种病原体的抵抗力和免疫功能，所以吸烟可使人的寿命大大缩短。

少量适量地饮酒，可促使唾液、胃液、胰液分泌增加，从而增食欲、助消化、扩血管、改善微循环，并有

活血疏络之功效。但多饮暴饮酒危害很多，容易引起高血压病、冠心病、高脂血症等，严重影响肝脏功能、脑细胞的记忆功能，使心血管病、消化系统疾病的发病率增加，甚至危害生命安全。

茶是三大健康饮料之一。在生活中发现：红茶草酸含量低，偏温，有暖胃、止泻、助消化、解疲劳之功效。体质差，年老体弱，便秘的老年及妇女宜饮茶。绿茶性凉，消炎解毒。茶中含有的茶碱具有强心、利尿、补神之功，可养神、清心明目、软化血管。人可根据自己的身体适量饮之。

（四）养性修德、养化环境加强体育锻炼

古今人善养生者修德，修德者必养性。庄子主张执道者德全，德全者形全。扬上善提倡修身为德则阴阳气和。孟子提出以仁义理智颐养身心，强调道德涵养和精神文明程度以及理智摄身养心是长寿防衰的重要原则。荀子则保礼法结合提出公义胜私欲、勤劳动、好运动来养心达到抗衰老。营子将道德要求通俗化，提出以诗乐礼敬来调养情志，致静以达其抗衰老，故修德便可养心，养心便养神，心神合一度百岁而不衰。

人所共知，生命在于运动，缺乏运动的生命将是短暂的。人应根据自己的性格爱好和具体情况，选择散步、太极拳、气功、跑步、健身操、游泳、打球类等健

身运动，以达到疏通经络，运行气血，舒利筋骨，平衡阴阳，健康老而不衰之目标。衰老是不可抗拒的自然规律，抗衰老、逆转衰老使寿命延长却完全可能。抗衰老并不是叫人去求灵丹妙药，而万寿无疆，其目的是使人类的寿命尽可能延长，生存的质量尽可能提高。颐养精神、节欲射精、知足常乐、心宽情畅、四时调养、起居有常、保元全真、养精保气、合理膳食、固护脾肾、戒烟适酒、淡茶常饮、修德养性、养化环境，最终达到抗衰老、逆转衰老的健康延寿目的。

谈衰老与动脉硬化

内经曾提到，必先岁气，无伐天和，地有高低，气有温和，高者气寒，低者气暖；热则疮，寒则胀，汗则疮已，下则胀已。人之长寿，必抗衰老。

一、抗衰老的认识

人防止衰老，首先要保护人体内在器官，使气血运化和代谢正常。人在世间生存，重在两个方面：①必须要有良好新鲜空气，②是水谷吸收化物，人缺少这两个方面的营养物质，不可能久延长寿。

二、人之气血关系

人之气血喜温恶寒。人与气候，人与自然，天人合一，要保持内在七情，注意外来侵袭，吐旧纳新，新陈代谢，心情舒畅，早睡早起，食饱穿暖，保持正气，防止六淫侵犯，饮食有节，起居有时，约束自己，七情最怕怒，怒则伤肝。肝为君之官肝藏血，求平，属阴，要静，怒则郁、滞、涩、阻、闭。人体最重要的是心、肝、脾、三经，心主血，脾统血，三经有郁，气必滞，气滞必血瘀，自烦则鼓暴。故人怕怒，怒会使人衰老，怒会使人血压升高，脑血管痉挛，动脉硬化等。

对于血管硬化与衰老之间关系，近年这方面的研究越来越广泛深入。普遍认为，血管硬化是衰老发生的基本病变因素，以心脑血管受损最为重要。随着研究的进展，动脉硬化与衰老的关系逐渐明白，动脉硬化所致的心血管系统疾患随增龄而增加。随着动脉血管平滑肌功能的改变，冠状动脉血管内皮细胞也同时发生变化。最新的认识是：以往仅仅认为是血管内皮细胞对血管平滑肌舒缩反应，使血压或血流发生变化，尤其是受刺激时，可释放出强有力的血管扩张物质——血管收缩因子和内皮素。一般情况下，血管内皮细胞释放出的扩张物质可对抗收缩物质，起到重要的保护作用。随着增龄，血管内皮细胞的这种功能减低。反之，血管收缩物质则随增龄而亢进。因此，增龄使脑动脉粥样硬化、脑动脉痉挛而形成脑血栓等循环系统疾病明显增多，反过来促进衰老过程加快，形成一种不良循环。

要阻断这种不良循环，延缓衰老，就必须针对动脉血管内皮细胞生成的血管收缩物质亢进行预防，加强体育锻炼，限制饮食中脂肪、蛋白类物质，从而增强血管内皮代谢，防止内皮细胞受损，使动脉血管保持“年轻”状态，这样不仅减少了脑血管及其他血管疾病的发生，而且可使衰老延缓，益寿养生。

冬季养生之道

斗转星移，寒冬又至，漫长而严寒的冬季对老年人的健康是个大的威胁，稍不注意便会旧病复发或诱发新病。因此，老年人要特别注意和重视冬季的养生保健，以保安全过冬。

（一）加强保暖，避免受寒

老年人由于主要器官老化，功能减退，适应性和抵抗力较差，当寒流袭来时，高血压、中风的发病率明显增高，心血管病人也易出现心绞痛，心肌硬塞及心力衰竭等，同时寒冷还是感冒、支气管炎、肺心病、肺气肿、哮喘病的重要诱因。为此，老年人冬季应特别注意保暖、保健，适应天气变化，适时增减衣服。冬季着装应以松轻便、保暖为宜。但保暖又不宜过甚，不宜过于肿，每天捂的汁液津津反而使身体防寒能力下降，也易引起疾病。

（二）平衡饮食，适当进补

冬季是习惯上休养生息的时期，正所谓：冬季调养好，春夏发病少。所以冬天饮食应以“温”“补”为主，在平衡饮食基础上要吃些瘦肉，禽蛋、鱼虾及豆制品等含优质蛋白的好食品；多食用牛、羊、狗肉等热量食品，温补肾阳，增强御寒能力；还应多食鲜蔬菜、水果等含多种维生素食物，以防皮肤干燥、破裂。

（三）适应天时，加强锻炼

冬季寒冷，人懒性大，人们容易在室内，足不出户，这是很不好的。因此，应坚持每天做些户外活动，提高耐寒能力，这对增强体质，防寒保暖是有裨益的。但冬季锻炼应因人而异，合理有度。当气候温度骤然下降以及大风雨雾等恶劣天气应停止户外活动，以防气温过度而导致的血管痉挛，加重心肌缺血而诱发心绞痛或心律失常。

（四）居屋环境整洁舒适

冬季人们为了御寒往往门窗紧闭，再加上取暖措施，致使室内空气干燥、污浊，容易引起呼吸道疾病。因此，应注意室内整洁、空气流通、温湿度适宜，室内可摆放少量花草，晴天应适应开窗进行通风以保持空气新鲜清洁。

养德养生谈长寿

人自从呱呱坠地，已寄生自然界，实质寄生于社会。随着人类社会不断地发展，健康长寿是人类追求的最高境界。营造幸福人生，构建和谐社会，是每个国家，每个族群，每个家庭，乃至每个人所致力追求的理想境界，然往往事与愿违。尤其是在当今社会西风日盛，功利炽然，诚信脆薄，道德沦丧，以至灾祸频繁，社会混乱，家庭不和，人心惶惑无依。究其根源，实由废除圣贤教育，无有智慧，不明因果报应之理所致。

所谓是，人不学，不知道。建国君民，教学为先。教学首重德行的教育，弟子规便是落实德行教育的理想教材，仁义道德行善之基础，成圣为贤之根本，也是人类养德养生长寿的大法。

（一）养生

养生首先是德。古代学者就曾提出仁者寿的养生理论。在道德修养与健康养生的关系方面，我国历史上的许多思想家和养生家都把养性和养德放在养生的重要位置上，甚至看成是“生之根”。唐代医学家孙思邈的千金要方就强调，性既自善，内外百病悉不自生，祸乱灾害亦无由作，此养性之在经也。百行周备，虽绝药饵，足以暇年，德行不克，纵服玉液金丹未能延年。世界卫生组织关于健康问题，提倡要把修养纳入健康的范畴。因为健康既涉及体能方面，又涉及人的精神健康的修养内涵。强调健康的人或者希望自己健康的人，要注意自身道德的修养。善良的品行、淡泊的心境，才有于维持良好的心态，保持心理平衡，健康长寿。

（二）养神

心藏神，为一身之主。主明则下安，以此养生则寿，殁世不殆，以为天下则大昌；主不明则十二官危，使道闭塞而不通，形乃大伤，以此养生则殃，以为天下者，其宗大危。所以保养心神是养生之要义也。要保养心神，首先要重视七情的调节，勿使太过，才能使全身的阴阳得以平衡，达到正气存内邪不可干的境界，这是养生防病的前提。中医强调七情内伤是疾病主要病因之一，过怒则伤肝，情志失节，心情失畅都会伤肝，出现肝过亢的高血压。肝阳过亢的继续发展，则可以化风、化火而出现中风症候。忧思劳倦伤脾，劳心过度伤心，心脾受损，亦则导致痰浊上扰，亦则心脾失养，气血失畅，影响健康长寿。

（三）珍惜精气，节制色欲

中国古代哲学思想把“精”视作天地万物之间的基

础，古曰："精气为物者，谓阴阳精灵之气，氤氲聚而为万物"，精乃气之精也，故此处"精气"可视作为精。人始生，先成精，成立吾身者，即真阴之精也。这说明了人的生命的由来，形体的成立都有精的参与，精是体型体生命的基础。内经早就指出醉以入房的弊端。历代医家也反复强调保养肾精的重要性，如元代朱丹溪就专门为此写了色欲箴。肾藏精，为先天之本。精是人体赖以生存的高级精微物质，肾气充足，精充则体健寿长；肾气亏虚，精耗则体衰而不能尽其气。倘不知爱惜，那么即使有很好的营养和优越的生活环境，也不能健康长寿。历代帝王的寿命史就可以说明这个问题。据说清代乾隆皇帝之所以长寿 89 岁，全靠御医教他远房闱、习武备之故。如果只讲习武，不注意保精，长寿也是不可能的。

（四）保护脾胃，饮食有节

古书中曾明确提到人体要保持健康的三大要素：饮食有节，起居有常，劳作有序。饮食有节，就是要求人吃饭时间要有规律，即定时定量，不过饥过饱，不过冷过热，做到精粗兼备，荤素搭配。肥甘厚味常为致病之源，过饥过饱易伤脾胃之气，脾胃伤，则诸病丛生。中医素有脾胃为后天之本说，因此必须注意饮食，保护脾胃之气，即便有病，也宜以食疗之。食疗不愈，然后用药，总以不妨脏腑为贵。所以善治病者不如善慎疾，善治药者不如善治食。许多老年人的饮食习惯证明，饮食清淡适时是一个重要因素。现在防治冠心病十分强调少食高胆固醇食物，以免引起动脉硬化，这是有一定道理的。但也不能机械看待，有些人虽然尽量少食或不食这一类食物，但胆固醇仍然很高，这就要靠体育锻炼来帮助解决问题了。

（五）重视运动，勿使过度

提倡体育运动以增强体质，从而达到祛病延年的目的。在我国是古已有之。汉代华佗在论五禽戏时指出：人体欲得劳动，但不当使极耳。动摇则谷气得消，血脉流通，病不得生。虽说生命在运动，但锻炼应当适度。对体弱者来说，尤须予以足够的重视。运动的种类很多，从传统的角度来看，可分为外功和内功两大类型。体操、跑步外加拳术之类型的运动属外功；五禽戏、太极拳、八段锦之类属内功。若以强壮身体为目的，则内功、外功均可锻炼；如果从养生角度来考虑，尤其是对老人来说，则以内功为主，这样的运动可保健康长寿也。

谈老年人趣多

人到老年，气血俱虚，体能退行，两腿先老，久寒不热，阴阳失调，正气不足，腠理不摄，心肾不交，气滞血瘀，虚阳上亢，有升没降，升降失宜，烦则心下鼓暴，破坏血脉，使疾病不断产生。

不少人进入老年之后会产生失落感，对工作和生活失去信心，消极地打发余年。还有一些人未老心已老，人虽在心已去，这样非常不利于老年人的身心健康。其实老年人完全可以活得更快乐，更滋润，更有趣。

（一）情趣

情趣是一种心态的表现，老有所乐是一种情趣，老有所爱也是一种情趣，老有所学、老有所为更是种情趣。多点儿生活的情趣会使人的生活丰富多彩，增强生命活力，不仅有利于实现人生价值，谱写人生晚年的华章，而且能愉悦身心，延年益寿。

（二）兴趣

兴趣的力量是巨大的。兴趣爱好不仅可以陶冶情操，愉悦身心，使生活充满朝气和生机，而且有助于消除生活的单调、枯燥，战胜寂寞、烦恼，调整心态，振奋精神。花香益寿、善亦者长寿、运动延年等，均是百岁寿星的切身体会。据调查：兴趣广泛的老人健康状况良好，而没有兴趣爱好的老年人健康状况就比较差。

（三）老趣

古今中外调查，很多老年人晚年时圆了年轻时期的梦，可谓大器晚成。有理想，有追求，有信念，有毅力，使人从生活中寻求到精神寄托，避免过于清闲的生活使人松弛了精神。所以锲而不舍地动脑、动手是健康长寿的重要因素。

（四）童趣

人到老年，要保持童心不衰，童趣未泯，经常回忆美好的童年生活，让童年的那份纯真、竹马情趣与日长存；多存童乐，获得童心和青春活力；充分赏心于儿孙之情，在天伦之乐中忘却烦恼和忧愁，从而延缓身心衰老，达到健康长寿。

（五）俏趣

当今中外养生学家普遍认为，老来俏有益身心健康。因为适当讲究穿衣打扮能给老年人平添青春活力，从而产生一种自我暗示：我不老，还年轻。这种心理上的安慰和满足，不仅是健康向上的面貌，而且是幸福生活的写照。它是一种调节剂，不仅可以活跃自身的脑细胞，消除中枢神经系统的疲劳，保持心态平衡，还可以起到延缓精神老化，减少疾病和益寿的作用。难怪前不久，世界老年医学会把老年人要讲究服饰和体形美列为“老年健康”的十要之一。

（六）侃走

人到老年害怕孤独，常与朋友相聚，海侃神聊，聊中寻乐，促进健康；谈天下大事与古往今来，开阔胸怀，谈养生秘诀，添寿开窍；说老伴之爱，儿孙之孝，其乐融融。侃而趣，趣而乐，乐而康，康而寿也。

（七）野趣

野外旅游是一种领略大自然情趣的运动。走低谷，登山峰，仰望蓝天，远眺大海，看千峰亮秀、万壑藏云。幽静的环境，清新的空气，和煦的阳光，多姿的花木，绚丽多彩的山光水色，会使人心情愉悦，精神振奋，身体轻松，对健康大有裨益，达到长寿。

（八）谐趣

幽默是一门独特的艺术，是生活中的“去忧剂”。老年人要善于从生活中去发现它，因为它可以使烦恼化为欢乐，使痛苦变为愉快，让人获得发自内心的欢笑，从而达到健康长寿。

谚　语

当一个人看清自己的航行线是多么迂回曲折时，最好依靠自己的良心作为领航员。而知道在适当的时候自动管束自己的人才能获得真正的心态平衡，才能拥有幸福的家。

互相宽容的朋友一定百年同舟，互相宽容的夫妻一定百年共枕，互相宽容的世界一定和平美丽。

年轻的情怀，喜欢一个人，爱一朵花，其实并没有错，在我们长大的过程中，只要爱过，喜欢过就是美丽的。

人生的聚会是种缘分，有时分离也是一种爱的祝福。

你许愿求神莫非欲兴富与贵，我赏善罚恶却要看所作所为。

阴报阳报迟报速报终须有报，天知地知，神知鬼知，谁谓无知。

谈天人相应　五脏五行

天人相应整体观是中医学者认识人体正常生命活动与病理变化的指导思想。《金匮要略》是《本论》运用脏腑学说与阴阳五行学说相结合，医理与哲理融会贯通的脏腑辩证论杂病专著。它运用“天人相应”整体观，“治未病”是内经里提出的预防思想，不仅是我国医学史上，甚至是世界医学史上，最早提出的“预防为主”的医学理论。

关于天人相应整体观的学说，古人早就指出，夫天布五行，以运万类，人禀五常，以有五脏，经络府俞，阴阳会通。他指出人与自然万物是息息相关的，人体是由天地五气的运动变化所产生，人正是禀受了自然界木、火、土、金、水五类物质元素才构成形体。这五种物质元素又可概括为阴阳二气。人之所以能生存，就在于人与自然万物在物质上有着共通的内在联系，自然界存在着人类赖以生存的各种必要条件。夫人禀五常，因风气而生长。表明了人对自然界物质生存的依赖性和运动规律的一致性，人必须适应外界环境才能生存；反之则出现疾患，故风气虽能生万物，亦能害万物。如水能行舟亦能覆舟，这就具体地说明了自然界四时气候是密切相关的。人既不能离开自然界而独立生存，同时又必须正气充足，才能适应四时气候的变化而不致发生疾病。所以仲景师圣指出，若五脏元真通畅，人即安和。这与人以天地之气生，四时之法成，人能应四时者，天地之父母的思想是一致的。

《金匮要略》曾提到，脏腑辩证法的哲学思想核心是五脏五行（生克）制化观。人身是由以五脏为中心的五脏形体体系构成的。人体所有的组织器官都归属于这五个系统之中。在正常生理情况下，它们既各有独特的生理功能又相互作用。通过五行相互生克、相互制约和相互促进，在矛盾运动变化中相生，维持着脏腑间的相对平衡和协调。如土生金（肺），金生水（肾），水生木（肝），木生火（心），火生土（脾），五行循环不息。在病理情况下，五脏五行之间，只要某一脏有病，就会使之失去平衡和协调，从而产生病态反应。在测论病变的趋向和预后方面，它是根据五行的生我、我生、所胜、所不胜的道理，来推测一定时期内疾病的变化。五行之间的任何一环，发生了偏盛或偏衰，即太过与不及所造成“相乘”或“相侮”的病理变化，以及“母病及子”和“子病及母”，即根据五行相生的关系推测病变的趋势。既然母子相生，故疾病发生后，必然相互连累，如肝（木）先有病，而后及于心（火），叫“母病及子”。一般病势较轻，如肝阳偏亢患者，会出现心悸、心神不宁、失眠等症。倘若“子病及母”，心（火）先有病而后波及于肝（木）的患者，会出现眩晕、昏厥等，病势就比较重。根据以上五行学说的生克制约，笔者认为，它含有现代学科“控制论”理论的雏形，即控制和反馈系统理论的运动变化，值得我们进一步去发掘探讨。古代哲学思想的核心——朴素唯物主义和自发辩证法——阴阳五行学说。它把哲理与医理熔为一炉，把脏腑经络与诊断治疗，八纲与八法有机地联系在一起，创立了我国医学第一部理法方药完备的辨证施治理论体系专著，为中医外感和杂病诊疗提出了辨证论治规律。

“治未病”是《黄帝内经》首创的预防思想。夫治未病者，见肝之病，知肝传脾，当先实脾。这里具体化地提出了预防为主的思想，既是从整体出发，又含有早期治疗的积极意义。阴阳学说虽具有自发辩证法的思想，但对客观事物缺乏高度的科学分析，而且有主观臆测的特点，对宇宙中千差万别的事物不可能作出全面的、深刻的解释。因此，要完备的解释人体复杂的生理病变的所有问题，显然是困难。再说阴阳学说比较强调平衡协调，注意把事物内部两个方面的斗争性提高到适当的地位。本来，矛盾的统一是相对的，斗争是绝对的，阴阳学说的某些内容还不够全面。所以阴阳学说用于祖国医学中强调“以平为期”“调之以平”都不同程度地反映出古代自发辩证法的不彻底性。

五行学说用于五行“比类取象”的方法，把人体的器官化作自然界的金、木、水、火、土五种物质，到目前为止，还未能全部用科学方法去解释人体组织和生理和病理特点，在某些方面，五行和五藏的关系，甚至牵强附会。五行学说在一定程度上用以阐述中医学的一些辩证法，并用以指导临床实践，在当时克服了形而上学的唯心主义根本缺陷，从而也就在认识论上揭露了唯心主义的直线观，片面性和主观性。五行的“比类取象”的方法虽然具有朴素唯物主义的因素，但它所讲的要领范畴，还缺乏严格的科学规范。它所讲的自然规律和各种现象，也具有直观的性质，缺乏科学理论基础。因此，在应用控制论以及集合论去研究阴阳五行学医学哲理，从中医学的一些辩证法去指导临床实践，达到天人相应整体观与阴阳、五行、五藏的辩证法，实事求是科学论断，为人类的健壮长寿多做贡献。

长寿要做到五不、三有

中国历史上有许多思想家、医学家、养生家以及易学家都把养生和健康长寿放在重要位置，看成是生命之根。五劳所伤，久视伤血，久卧伤气，久坐伤肉，久立伤骨，久行伤筋。所以养生要注意“五不久”。饮食有节，起居有常，劳作有序，这三大要素给人类养生保健指明科学论断。下面我们谈“五不”“三有”，要点如下：

（一）不久视——久视伤血

所谓“久视伤血”，是指人长时间用眼视物，不仅会使双眼疲劳，视觉能力下降，而且会导致人体血的损伤。中医学理论认为人体的肝脏具有储藏血液和调节血量的功能，通过血液储藏，可供养全身，制约肝的阳气升腾，同时肝脏还能调节人体各部位的血量分配，当人体某部位需要时可向外输布。由于肝脏的经脉联系于目，人的视力又有赖于肝气疏泄和肝血濡养，故有“肝开窍于双目”，“目为肝之外候”之说。因此，眼睛过度疲劳会伤肝而影响血的调节，所以说“久视伤血”。人看书报、电视节目多或使用电脑多、视力工作多都伤人的血液。

（二）不久卧——久卧伤气

所谓“久卧伤气”，是指人长时间卧床，会导致精神错沉，萎靡不振，引起的散乱得不到凝聚，久之则气散，无力化神，则人更加萎靡不振，神疲乏力，形成恶性循环，所以说“久卧伤肝气”，过多睡眠对人的身体健康有害。与“久卧伤气”相对应的是“少睡伤身”，研究和实践证实，长期缺乏睡眠的，会影响亢阳，造成百病，影响健康长寿。

（三）不久坐——久坐伤肉

所谓“久坐伤肉”，是指人长时间坐着不动，会损伤人体的颈、肩、腰、腿等部位的肌肉组织，引起局部疲劳。人体呈坐姿时，颈、肩、腰、腿等部位的肌肉要保持一定张力，以维持身体平衡，如久坐，肌肉长时间保持紧张，则颈、肩、腰、腿等局部肌肉必然疲劳，易致其劳损。再者，人体呈坐姿时，被身体压迫的肌肉以及位于心脏以下的肢体，由于体位的关系其肌肉等组织的血液循环得不到改善，会影响肌肉的功能，会出现退化，并且可能出现肌肉萎缩现象，所以说“久坐伤肉”。久坐还易患慢性胃炎、浅表性胃炎、十二指肠溃疡、冠心病、痔疮等疾病。我们医学者建议，凡因工作需要久坐的人，都应间隔活动或自己走动，这样会使血液循环，血管畅通，达到健康。

（四）不久立——久立伤骨

所谓“久立伤骨”，是指人长时间站立不动，人体骨骼会因长时间支撑身体而劳损。一般来说，适当站立有利于增大骨骼密度，增强骨骼硬度。如果人体没有一定时间的站立，骨骼得不到支撑力量的刺激，会导致骨质疏松。但长时间站立会使骨骼、关节及肌肉疲劳，引起骨或骨关节的发育畸形和功能障碍，所以说“久立伤骨”。长期从事站立工作的人，要根据条件的可能，调节工作时间或与其他工作穿插进行，使其劳作有序，以免影响身体健康。

（五）不久行——久行伤筋

所谓“久行伤筋”，是指人长时间行走，会使筋肉受伤害。因为人的行走主要有赖于筋肉对骨骼的拉动，如长时间行走，必然会使下肢关节周围的韧带、肌腱、筋膜等软组织因疲劳而受伤或劳损。因此，人走久会使下肢酸痛和麻木，这就是久行伤筋的表现。筋骨肉都要血来滋养，血液是靠肝滋造，肝是血库，也是施血站，所以说久行也会伤肝。因此，在日常生活或工作中应注意锻炼，根据自己的身体情况选择项目，不可过于勉强，老年人适度行走是有益于健康长寿的。

古书曾中明确提到人体要保持健康必有“三大”要

素：饮食有节，起居有常，劳作有序。人有五脏六腑，脾胃是人类生命的主要脏腑。人要活命，必须要饮食，要保持脾胃健康，才能达到健康的“三大”要素。

1. “饮食有节”，就是要求人吃饭时间要有规律，即定时定量，不过饥过饱，不过冷过热，不吃过粗硬的食物，做到精粗兼备，荤素搭配。肥甘厚味和过高的脂肪、蛋白质常为致病之源。过饥过饱易伤脾胃之气，脾胃一伤，则诸病丛生。所以饥饱要放均衡，主要是要保持营养，多吃青菜水果，以满足机体的需要。

2. “起居有常”，就是养成良好的作息习惯，根据季节安排作息时间。一般应早卧早起，也就是晚上十点钟睡眠，早上六点钟起床，中午睡眠二个小时。跑步、登楼梯、做家务，如扫地、浇花、洗菜等日常活动，都有益于身体健康。

3. “劳作有序”，就是要求人们在劳动工作要有顺序安排。脑力劳动和体力劳动要有一定的区别，使身体在正常的节律下运动，连续工作之间要适当休息，做到有张有弛，不能过于劳累而影响身体健康。所以说，一个人要活得快乐健康，必须保持心态平衡，充满朝气，做到“五不久”和“三有”的三大要素，才能使人健康长寿。

调和七情　延年益寿

我国古代医学家、思想家、养生家对养生保健提倡保持心态平衡，保持喜、乐、爱等积极之情，而主张克制怒、哀、忧、思、悲、恐等消极之情。一个人要延年益寿，就要保持心态平衡。喜、怒、哀、乐、忧、悲、恐等七种情绪变化简称七情，它是人们对外界客观事物的反映。中医学认为情志是由人五脏之气化生的，若情志失调，则容易伤脏腑气血，影响人体健康。历代养生家、医学家非常重视情志与人体健康的关系，主张调和七情六欲，从而达到延年益寿的目的。

（一）克喜怒

喜怒之情人皆有之。古人认为喜贵于调和，而怒宜于戒除。喜也应适度，不宜过度。怒伤肝，怒是历代养生家和医学家常忌的一种情绪，它是情志致病的魁首，对人体健康危害最大。人一旦发怒必伤肝脏，影响身体健康。为避免发怒，可以转移、吐露、忘却、想象、让步、避免，或用情志相克：恐克喜、悲克怒，以求平和调处之。

（二）却忧悲

忧郁、悲伤是对人体有害的又一种情志，应当注意克服。古代医学家和养生家认为老年人心衰气虚血亏，忧悲苦多。这说明老年人由于精气亏损心气衰虚，常易生忧悲之苦，忧悲不已又会损伤神气，加速衰老。所以，为了身体健康，老年人可利用情志相克：喜克悲，去忧悲的方法来减少忧悲。快乐能使人身心和谐，乐与喜一样，同为心志，若快乐适度，则心脏活动正常。心者，生之本，神主变也。心者，五脏六腑之大主也，精神之所舍也。由此可见心脏活动正常，不仅会使生理功能保持正常协调关系，而且按中医形神合一的观点，身心活动也会处于和谐的状态，有利于健康延年。

（三）节思虑

思虑是心神的功能之一，人不可无思无忧，过则有害。古语云：思则气结，忧则气衰，切切所思、所忧，神则败。所以，思虑过度可出现头昏、心慌、失眠、多梦、痴呆等症状，可利用情志相克：怒克思，以制思虑。悲哀愁忧则心动，心动则五脏六腑皆摇。忧郁生疾，疾困乃死。既然快乐可以忘忧，自然就会避免“心动”“五脏六腑皆摇”，从而免生疾为患。孔子曰：乐人忘忧，不知老之将至。一个人活得快乐就必须心态平衡，不过于思忧挂虑，才能拥有朝气，充满活力，延年益寿。

（四）防惊恐

惊恐亦是一种对人体十分有害的情志因素。惊恐往往导致心神失守，肾气不固，而易出现惊慌、失眠、二便失禁，甚至精神失常，引起精神障碍症与精神分裂症或偏执性精神病。这是人生的可悲病。俗话说，身病源于心病。人的一生充满喜怒哀乐，悲欢离合。七情六欲失控，足以导致各种疾病。人生无常，来去空空，倘若能很好地把握自己的心情，胸怀大度，宽容，不急不躁，不嗔不怒，不怨不恨，不惊不恐，理智地面对生活中一切，及时调整自己的心态，想方设法拓宽自己的视野，使阴阳平衡，定能延年益寿。老年人尤其应注意避免惊恐，可利用情志相克：思克恐，以防惊恐。

情志与健康的关系引起我们中医学者的重视，我认为七情之中以愤怒、忧郁、悲伤、惊恐对人体的影响和危害最大。一切对人体不利影响中，最能使人短命死亡的就是坏的情绪和恶劣的心境，如忧虑、颓丧、惧怕、贪求、怯懦、妒忌和憎恨等都是严重影响健康的因素。唯有心态平衡，胸怀宽度，遇事看开一点，从容一点，放松一点，潇洒一点，开朗一点，明智一点，随和一点，想开一点，才能延年益寿。

养生必清心养神

伟大的中华民族历史悠久，幅员辽阔，地大物博，古老的中国传统中医学以及养生学、易学给我们留下宏编巨著。传统中医学认为，人体内阴阳的偏盛偏衰，太过或不及都会导致疾病的发生。只有清心养神才会百病不生，健康长寿。因此，中医学强调“天人合一”，并应与自然界保持协调，清心寡欲养生，方可长寿防病。中医学、养生学文化起源于中华文明，植根于华夏大地，传播世界，为世世代代炎黄子孙的身心健康做出了巨大贡献，同时也给全人类留下了一份宝贵的遗产。孔子和老子的思想对中华民族文化的形成和发展产生了根深蒂固的影响，因而在中华医学养生文化中不乏孔子、老子学说的影子，尤其是孔子的“中庸之道”，老子的“清静无为”，“德必其寿”以及“修以道，修道以仁”等观点是养生理论的基础。

关于“养生必清心养神”的思想，古书开宗明义地写道：其知道者，法于阴阳，和于术数，饮食有节，起居有常，劳作有序，故能形与神俱，而尽终其天年，度百岁而去。其他中医学家的思想中也有着广泛的论述学说，可归结为养生调神清心而保健。

（一）精神内守，精为万物之基，神为万物之灵

中国古代哲学思想把“精”视作天地万物之基础。精气为物者，谓阴阳精灵之气，氤氲聚而为万物。清乃气之精也，故此“精气”可视作为“精”。人始生，先成精，成立吾身者，即真阴之精也。这说明人的生命的来由，形体的成立都有精的参与，精是人类形体生命的基础，神是客观存在的，其最广泛的含义即指自然界之神，从其范围来计，包括整个宇宙万事万物之神。天覆地载，万物悉备，真贵于人。人类的生命活动是非常复杂的，其中的精神活动更是人类别于其他生命的特有生命现象。

养生的目的之一是使人达到内外环境的协调与统一，进一步巩固。养生论对此作为详细的阐述：修性以保神，安心以健身，爱憎不栖于情，忧喜不留于意，泊然无感而体气和平，呼吸吐纳，服食养生，使形神相亲，表里合一。可见通过修性调情，呼吸吐纳，可以做到精神内守，心神贯通，达到健康的目的。

（二）护精慎，戒损神

内经中“精与神”的概念非常广泛，一般说来包括天地之精与神和人身之精与神两个方面。前者指自然界

之主宰。而人身之精与神又有广义和狭义之分，广义的精神是人生命活动的象征和生命的主宰；狭义的精神是指精神、思维、意识形态、聪明智慧。人能完其精而神自旺，完其精而自舒。精神是反映事物本质属性的思维形式，正确理解精与神，从精的本质属性出发，则身健神旺，气充永寿，精力充沛。未事不可先迎，遇事不可过忧，既事不可留住，听其自然，任其自去，此养生法也。这是告诫人们要正确对待人生中遇到的各种问题，既不为非原则的无端琐事而忧虑焦躁，也不为一时得失而牵肠挂肚。如果经常焦躁不安，患得患失，便会伤神毁志，损精耗气而忘神。汲没而欲，神则烦；切切所思，神则败。心神泰然，则气和志达，气机畅疏，血脉和利，精神舒畅，乐不生疾，延年益寿。

（三）和畅性情，保精养神

古书云：积忧不已，则神魂伤矣，愤悲不已，则魄神散矣。喜怒过多，神不归室，憎爱无定，神不守形。从这个意义上讲，只有消除有害的情志，创造良好的心态，才有益于人的心身健康，而这也就是“和畅性情”的内涵。总之，人若要保健长寿，就要保持肌腱强健，五脏安和，耳聪目明。精力充沛是必要的条件，是养精调神的根本，也是延年益寿的保证。

（四）精与神，固精而养神

生之来谓之精，两精相搏之神。神是男女媾精后的产物，伴父母之精的结合而孕育。神来源于先天之精，随着生命的诞生与成长，这种特有的生命现象便日益成熟、活跃和旺盛。随神往来者之魂，所以任物者谓之心，心有所仁谓之意，意之所存谓之志，因虑而处物谓之智。这里所说明的魂魄是指心理活动现象，表明了人的精神、思维和意识活动由简单到复杂，从低级到高级的发展过程。必须保护各部生理的正常活动，特别是精、气、血、神四者，更是生命生存的关键，因精是生命的主宰，气血是维持生命活动的主要物质。

从养生的角度来讲，不仅要做到合理用脑，而且要聚精养神、少思寡欲。因为贪欲无穷忘却精，用心不已失元神……心若太费，费则竭，神若太伤则虑。若能不思衣食，不思声色，不思胜负，不思得失，不思荣辱，心不劳神，性欲不过盛，就会如老子在道德经中所说，知足不辱，知止不殆，可以长久。知是知止，就是人们不受利欲的引诱，不做过分的奢求，这既不是什么耻辱，也不会有什么危害。反之，为了享乐而处心积虑地钻营色欲，贪婪无度，只能是心劳力绌，给自己背上沉重的精神负担，损阳耗精，必神衰而不延年。中医养生主张以静为主，恬淡以养其心，虚无以全其神，即老子所说的，致虚极，守静笃。恬淡即静中有动，外静内动，动而止静，亦庄子所说的，抱神以静，形将自正，必清必静，无劳汝形，无摇汝精，乃可以长生也。虚无则要求人们超凡脱俗，即内经所云，嗜欲不能劳其目，淫邪不能惑其心，愚智贤不肖，不惧于物，故合于道，所以能年皆度百年，而动作不衰者，以其德全不危也。所以说，一个人要长寿百年，必须以德养性，以静养精，放宽胸怀，保持心态平衡。不多求邪欲，少私念，去贪心，修以道，修道以仁。“德润身”，“仁者寿”，这是中国几千年中医养生的真理也。

儒家、道家谈长寿

人类社会不断向前发展，要求健康长寿是社会的时尚。由于西方日盛，社会风气受感染，健康与长寿也受影响。我国历史上的儒家、道家的道德修养及养生思想是值得我们学习和研究。孔子的“德润身”，“大德必是其寿”，“仁者寿”，“修以道，修道以仁”等观点是值得提倡和学习。“仁”指的是人与人之间同情、友爱的感情，“寿”是说，人的寿命虽有限，但其业绩、英名可以流芳百世。以“仁”为核心的儒家论理道德观念，以“兼爱”为核心的墨家道德理念以及道家、佛家“大慈大悲”和“普救众生”的教义，在中医学领域受到了高度的重视。历史上“医乃仁术”与“仁者爱”如出一辙，这说明医家与儒家有着共同的伦理道德观念和人文精神传统。天覆地载，万物悉备，莫贵于人。天地之性人为贵。人命至重，贵于千金。这些都表达出对人的生命价值、权利的尊重和肯定。医者范仲淹云：不为良相，愿当良医。朱丹溪云：士苟精一艺，以推及物之仁，虽不仕于时，犹仕也。古代儒生与医生都有“悬壶济世”的思想，认为以仁爱之心治理朝政，可平天下；

以仁爱之心救助患者，则可将爱心传播到天下百姓中，使家庭和睦，人伦有序，从而实现国家社会的长治久安。这种对人的生存处境和健康幸福的关怀，以及对人类理想的追述，在古代医家的观念中占据着重要的地位。治病、救人、济世三位一体，不可分割。上以治民，下以治身，使人民群众无病，上下和亲，德泽上流，子孙无忧，传于后世，无有终时。上医医国，中医医人，下医医病。夫医之为道，君子用之以卫生，而推之以济世，故称仁术。因此，虽然在相当长的历史时期，医生的社会地位并不高，但强烈的社会责任感和自觉的敬业精神，仍然促使大批优秀的知识分子投身医学事业，治病救人，为黎民百姓的医疗保健做出卓越的贡献。

传统中医学特强调，医生要讲医术的精湛，品德的修养，医德的修养和行为的修养。作为一名大医，必须博极医源，精勤不倦，坚持不懈地刻苦钻研，还要身怀救济众生之心。人要健康长寿，必须多学习道家、儒家和佛家的道德思想，就是仁慈仁爱，多做好事善事，使自己的心态平衡。老子提倡少私念，去贪心，认为祸莫大于不知足，咎莫大于欲得。一个在物质享受上贪心不足的人，必会得陇望蜀，甚至损公肥私，因此而终日神不守舍，因心理负担过重而损害健康。孟子提倡爱生不苟生。这是积极的人生观，把仁义看得高于生命，认为必要时刻应舍生取义。富贵不能淫，贫贱不能移，威武不能屈，千百年来成为仁人志士的养生养德名言。他还倡导“老吾老，以及人之老；幼吾幼，以及人之幼”的尊老爱幼的社会道德风尚。我们认为良好的道德修养与身体一样，有益于个人的心情愉快，身体健康。高尚的道德情操可使人心情愉悦，健康常存，心态平衡稳定，神经和内分泌系统调节功能处于最佳状态，从而健康长寿，这也就是所谓的养德修性。

以仁为本

中国历史悠久，千百年来有许多医学家、思想家、养生家、道佛家、易学家都把养生、修性、养德放在重要位置，甚至看成是养生之根。孔子提出“德润身”“大德必得其寿”，“仁者寿”“修以道，修道以仁”等观点。“仁”指的是人与人之间同情、友爱的感情。“寿”则有两层含意，其一是指人的实际寿命也许并非长久；其二是死而不亡谓之寿也。也就是说人的生命也就几十年，但他们的业绩和英名却可以传之万代，其寿可以超过常人也。

以仁为核心的儒家伦理道德观念，以兼爱为核心的墨家道德原则以及佛教“大慈大悲”“普救众生”的教义，在中国的中医学领域受到了高度的重视。历史上医出于儒，医儒相通，“医乃仁术”与“仁者爱人”如出一辙，说明医家与儒家有共同的伦理道德观念和人文精神传统。天覆地载，万物悉备，莫贵于人。天地之性人为贵。人命至重，贵于千金。这些观点都表达出对人的生命价值、权利的尊重和肯定。范仲淹曰：不为良相愿当良医。朱丹溪云：士苟精一艺，以推及物之仁，虽不仕于时，犹仕也。古代的儒家和医家都有“惠民济世”

的思想，认为以任爱之心治理朝政，可平天下；以仁爱之心救助患者，可将爱心传播到世人中，使家庭和睦，人伦有序，从而达到国家的长安久治。这种对人类生存、生活的幸福以及社会安定的追求，在古代医学家、养生家及道家的思想观念中占据着重要的地位。治病、救人、济世三位一体，不可分割。上以治民，下以治身，使百姓无病，上下和亲，德泽下流，子孙无忧，传于后世，无有终时。上医医国，中医医人，下医医病。夫医之道，君子用之以卫生，而推之以济世，故称仁术。因此，虽然在相当长的历史时期，医生的社会地位并不高，但强烈的社会责任感和自觉的敬业精神仍然促使大批优秀的知识分子投身医学事业，为黎民百姓的医疗保健做出了卓越的贡献。

作为医者，仁术、仁慈、仁爱是中华传统中医学特别强调的医者道德品质修养的首要条件。孙思邈曾从执业技术和医德修养等方面对医生的职业道德进行了规范和要求：作为一名大医，必须博极医源，精勤不倦，坚持不懈地刻苦钻研，还应胸怀悬壶齐世之志。凡大医治病，必当安神定志，无欲无求，先发大慈大悲恻隐之心，誓愿普救含灵之苦。若有疾厄来求救者，不得问其贵贱贫富。长幼妍媸，怨亲善友，华夷愚智，普同一等，皆如至亲之看，不得瞻前顾后，自虑吉凶，护惜生命。见彼苦恼，若已有之，深心凄怆。勿避险峻，昼夜寒暑，饥渴疲劳，一心赴救苍生。无作功夫形迹之心，如此可为苍生大医也。因此，中国传统中医学伦理道德观念不仅被后世的医家奉为至理名言，而且得到当今社会以及世界的广泛认可。中华民族已迈进更加繁荣昌盛的新纪元，中华传统中医学事业任重而道远，面对新的挑战，我们要创新改变世界。创新是一个民族的灵魂，是国家兴旺发达的不竭动力。中医中药中国行，中华传统医学事业要走出世界，让世界了解中华传统中医学。中华传统中医学要发扬光大，有赖于中医人，中医人的代代相传有赖于中医魂，中医魂的固守熔铸，有赖于学术的传承。何谓传承？传者，传其思想，传其学术，传其医德。传乃传播流衍，绵绵不断。承者，承其精髓，承其精神，承其风格。承乃血脉相承，薪火不绝，也就是要我们中医学者把历代医术、医风、医德代代相传，把中华几千年的医家、儒家、道家、佛家的“仁术、仁慈、仁爱”，“普救众生”，“修以道，修道以仁”等“仁义道德”的良好风格，代代流衍，薪火不绝。

医者，父母心——仁心、孝心、诚心

中华传统中医学历史悠久，源远流长，博大精深，浩如烟海。历代的医圣张仲景、华佗、李时珍等的宏编巨著，举世瞩目，是中华民族的瑰宝。几千年来，中华医学工作者为国家的繁荣，民族的昌盛，人类的健康幸福作出了卓越的贡献，同时使中华医学宝库不断殷实。现在谈“医者，父母心”——“仁心、孝心、诚心”。

“医者，父母心”是医者治病救人的理念，关爱病人，注重生命，尊重人格，济世救人。仁天下之事不一，活人为大，活人之事亦不一，医为重，医之为道能活人，亦能杀人。这是我们医者的一点“仁术”“仁爱”认识，也是医者的自勉，为告诫子孙后代不得求名争利，做到乐善好施，重仁重义。“仁心、孝心、诚心”的医风医德，虽然打上封建社会制度的烙印而有所局限，但传统医学的美德仍值得我们提倡和学习。即使在今天社会，对于医务工作者来说，“三心”精神也是必须具备的。当然在今天来诠释这“三心”，归根结底就应上升为一个社会责任感问题。即对自己、对家庭、对社会、对国家、对人类的责任感。儒家的修身、养性、齐家治国、和谐天下，实际上也是对责任感的高度概括。责任感是医者的思想、觉悟、道德和良知等可贵品质的高境界产物，也是个人成才的重要素质。对一位医务工作者来说，具有责任感就是应该明确自己特殊的社会角色。具体地说：第一，对自己最亲近的人的责任感。在社会关系中，每个人都有自己最亲近的人，如父母、兄弟、姐妹、婶嫂，只有懂得爱自己的亲人，才能去热爱祖国和人民，热爱自己的事业，善待患者。第二，对周围人的责任感。社会是由许许多多的个体组成。在社会中，人与人之间存在着各种各样的必然关系，医者与患者的关系就是当今社会一种重要的特殊关系。有强烈的社会关系和责任感，才能时刻关心国家的发展，民族的腾飞。树立对人民、对民族、对国家、对社会的进步，对世界的发展，对人类的健康幸福的责任感，才能在科学发展观上有更高层次，更高境界的深化发展。

人类的疾病深深地考验着广大医务工作者，千百年来，在与瘟疫、非典、甲流做斗争中，我们临危不惧，延伸着患者生的历程。我们在没有硝烟的战斗中，用血肉之躯，用崇高的信念，用仁术、仁心、孝心、诚心和精益求精的技术，为中华医学事业，为人类的健康迎来胜利的曙光。我们筑起战胜疾病的不倒长城，我们永远铭记这光辉的历史。悬壶济世，舍生取义，这些中华医学的精髓得到回归，杏林空前繁茂，国家之幸，人民之幸。

而今迈步从头越，中华民族已迈进了更加繁荣昌盛的新世纪，中华医学事业任重而道远，面对新的挑战，我们要创新改变世界。创新是一个民族的灵魂，是国家兴旺发达的不竭动力。中华传统医学事要走出世界，让世界了解中华传统中医学是世界的起源国。中医中药中国行，中医学的发扬光大，有赖于中医人的代代相传，有赖于中医魂的固守熔铸，有赖于中医学术的传承。何谓传承，传者，传其思想，传其学术，传其医德，传其“仁心、爱心、诚心”。传乃传播流衍，绵绵不断；承者，承其精髓，承其精神，承其风格。承乃血脉相承，薪火不绝。传者，为传道解惑，殷殷授业，甘当人梯。古诗云：新竹高于旧竹枝，全凭老干为扶持，明年再有新生者，十万龙孙绕凤池。承者，为生之任，吸纳新知，精勤不倦，志存高远，青出于蓝而胜于蓝。于是中医之学，中医之人，中医之魂，一气贯通，吾道昌盛。传统中医学事业不断向前发展，技术不断改革创新，对照新成就找差距，抛弃不足，发扬优势，不断地学习新知识、新技术，以新的精神面貌迎接新的挑战。为开创中华中医学事业的新世纪，我们医者应做到无处不让利，也就是处处事事让方便给人家，多让利益给患者，你就是走到天涯海角，人民群众都会尊重你，爱戴你。

医生要有医德修养、道德修养和行为修养，做到爱、敬、谦、诚这四个字，也就是言必信，行必稳，风必正，杜绝收红包，拿回扣，非语勿听，非礼勿视，把病人的痛苦当为自己亲人的痛苦一样看待，解决看病贵、看病难的问题。中华传统中医学要不断向前发展和发扬光大，继续挖掘中华传统医学宝库，继承医圣提出的“医者，父母心——仁心、孝心、诚心”，为人类的健康多做贡献，完成历史赋予我们医者的使命。

肾为先天之本、生命之根

“肾”是中医学脏腑学说中的一个极其重要的部分，肾居下焦，左右各一。足少阴肾经属肾，络膀胱。故肾与膀胱相表里，肾和膀胱关系密切。肾藏先后天的精气，即元阴元阳，是人体生长、发育和生殖的来源，为脏腑功能和生命活动的根本。肾主骨、生髓、有充脑荣发，开通耳窍，坚固骨齿的作用。肾司开阖而主水，司前后二阴而主二便的排泄，调布体液和阴阳的平衡。肾与其他脏腑关系密切，肾主纳气，气根于肾而主于肺，故有助于肺的吸气和肃降。肾水上济于心，心火下交于肾，水火既济，则阴阳平衡。肾为先天之本，脾为后天之本，脾气的健运，有赖于肾阳的温煦，而肾气的充足，又需脾胃的补养。肝肾同居下焦，肝木需赖肾水滋生，肾精充足，则肝阴亦得涵养。膀胱上蓄津液，化气行水，但膀胱的气化，需肾气的蒸腾。总之，在生理状况下，肾气充实，功能健旺，则耳聪眼明，毛发密茂，骨坚齿固，二便通调，心肾相交，精关自守，内气自如，气化水行也。

肾藏精，包括先天之精和后天之精。先天之精是禀受父母构成胚胎的原始物质，是生长发育的先天之本，同时也是人体本身繁衍后代的先殖之精；后天之精是有生之后，汲取食物营养，物质化生的精微质——精气，滋养全身脏腑组织器官，维持生命活动，生长发育。人的生殖发育或衰老，主要是肾精的盛衰来决定的。古书中云：女子七岁，肾气盛，齿更发长，二七天癸至，任脉通，太冲脉盛，月事以时下，故有：子，三七肾气平均，故真牙生而长极；四七筋骨坚发长极身体盛壮；五七阳明脉衰，面始焦，发始堕；六七三阳脉衰于上，面皆焦，发灰白；七七任脉虚，太冲脉衰少，天癸竭，地道不通，故形坏而无子也。大夫八岁，肾气实，发长齿更；二八肾气盛，天癸至，精气溢泻，阴阳和故有子；三八肾气平均筋骨劲强，故真牙生而长极；四八筋骨隆盛肌肉满壮；五八肾气衰，发堕齿槁；六八阳气衰竭于上，面焦，发鬓斑白；七八肝气衰，筋不能动，天癸竭，精少，肾气衰，形体皆极；八八则齿发去。肾者主水，受五脏六腑之精而藏之，故五脏盛乃能泻。今五脏皆衰，筋骨能解坠，天癸尽矣，故发鬓白，身体重，行步不正，而无子耳。这突出说明了肾的精气在主持人体生长、发育、生殖功能方面的作用。凡是生长、发育、生殖功能出现异常的，无不与肾有关。如某些月经反常，小儿发育不良等，皆因肾精虚衰所致。

肾脏的生理功能虽然与其他脏腑的功能不同，但是它们之间有着相当密切的内在关系，既相互依存又相互制药，构成了一个完整的体系，维持了正常的生命活动。在病理条件下，他们又相互影响。因此掌握肾脏与其他脏腑相关的理论，对临床的辨证治疗极为重要。

肾与心的主要关系是阴阳互根，水火及济。肾属水，属阴，性静，藏精，主水。心属离火，属阳，性易动，主神志，主血脉。在正常生理情况下，肾阴上济于心，以滋心阴，心肾之阴共同抑制心阳，使心阳不亢，心阳下交于肾，以助肾阳，心肾之阳共同温煦肾阴，使肾水不寒。这样心肾之阴阳上下，保持着相互制约，相互依赖的对立统一关系。这种关系称为“心肾之交”或“水火即济”，如果这种关系遭到破坏，肾水不能上济心阴，则心阳独亢，就会出现心悸、失眠、多梦、遗精等心肾不交证。如心火不足不能下温，肾阳使水不化气，上凌于心，则出现心悸，心慌水肿等水气凌心证候。肾阳不足，心失温煦，也会出现心悸气短、自汗、畏风、形寒、肢冷等心阳虚衰的证候。因心主神志，肾主骨生髓，脑为髓海，如心肾阴阳失调，水火失济，人的精神、思维、意识活动也会出现病变现象。

例 1：林某，男，34 岁，长期发热而不退，证见面色苍白，形寒肢冷，动卧皆喘，心慌气短，呼吸难续，声音低微，步态不稳，舌淡而润，脉细结，证系心肾阳虚精血亏乏，房事过劳所致，应拟回阳救逆生精的“参附汤”加味，数剂治之可愈。

肾和肝是“母子”关系，也是精和血的关系。肾藏精，肝藏血，肝肾同源，精血互生，肝血需肾精滋养才能化为精，肾精需肝血的不断供养才能充足，从而行使正常的功能。肾和肝的阴阳相互滋生，相互依存，从而保持相对平衡。在病理情况下，某些因素导致阴阳一方不足，就可使另一方偏亢。如果肾精不足，不能上荣于肝，肝失濡养，可使肝阴不足，肝阳偏亢，出现水不涵木的症状。反之，肝阳亢盛也可消耗肾精，形成肾阴亏乏的证候。

例2：陈某，男，46岁，患者反复发生口腔炎几年，屡治不效，前来会诊。观其舌咽部，溃疡红肿。自感吞咽困难，两颧有时潮红，发热，头晕，耳鸣，大便干结，小便赤黄，脉弦数。证系肝肾阴虚，热伏其间，用“六味地黄汤”加味或“知柏地黄饮”可治之。

肾为先天之本，脾为后天之本。肾藏精而主生殖，需脾不断地吸收运化水谷精微以养肾精，才能发挥生长发育的功能。脾运化水谷精微，必须依赖肾阳的温煦，才能完成消化和吸收作用。在生理上，先天与后天是相互配合、相互资生、相互促进而维持人体的正常生理功能。如果肾阳虚衰，不能温煦脾阳，脾阳不振，临床可出现纳呆食少，五更泻等症状。若脾阳不足，不能正常运化物质精微，滋养肾脏，则肾精亏乏，肾阳虚衰，也会产生形寒肢冷，腰膝酸软，身倦乏力，纳呆食少，便溏，气短懒言等脾肾两虚证。

例3：林某，男42岁，工人，经常泻泄，一日数次，自感腹部发凉，不适，而无腹痛，纳食无味，体型消瘦，腰酸腿疼，精神不振，四肢不温，脉虚缓，两肾尤甚，证属命门火衰，脾阳不振所致，用“桂附理中汤”加防风连服数剂可治之。

肾主水，主纳气；肺主气，主宣降。肾有气化升降水液之功能，肺气能通条水道，并下输膀胱，故有“肺为水之上源”之说。肾、肺虽然在水液代谢方面起主导作用，但与肺的作用是分不开的。上靠肺气的宣发肃降，通调水导，下靠肾的开阖作用升清降浊，还要靠脾的运化水湿，肺、脾、肾三脏紧密配合，才能完成水液的代谢。在三脏中，任何一脏发生功能障碍失调，都能影响水液的代谢，发生滞者水肿，失者阴亏。肺、肾互相滋养，肾阴足气盛，肾精才能上润于肺，使肺气充沛，肺阴足气盛，宣降正常，才能输精于肾，使肾的精气旺盛。肺、肾任何一方发现病变都可互相影响。如果肾阳不足，升清降浊功能失健，开阖无度，水液停蓄，上凌肺脏，使水气迫肺，则出现喘息不得卧的证候。古书云：“故水病，下为脏肿大腹上为喘呼不得卧者，标本俱病”，又云：“其本在肾，其末在肺，皆积水也”。说明水肿病不能平卧而喘者，虽与肺有关，其根在肾。如果肺阴不足，精不输肾，久则导致肾阴亏乏，进而阴虚火旺，上灼肺阴，肺失濡养，则出现干咳无痰，咽干喉痒等症。或者因肺气不足，宣降失健，通调失利，致使肺肾俱虚，则出现周身浮肿，呼吸气促，咳喘痰鸣等证。

肾有助肺纳气之功，肺有呼吸肃降之用，二者共同维持人体气机的出入升降。肾的纳气功能主要是肾阳的作用，吸入之清气，经过肺的肃降，才能下输于肾。肺为气之主，肾为气之根，如果肾阳不足，摄给失权，气浮于上，则出现呼多吸少，动则气喘。所以有“肺主呼吸肾主纳气”之说。如肺气不足，则宗气亏虚，气机失调，肾缺宗气的补养，也会影响肾主开阖的功能。

肾和膀胱互为表里，肾气有司膀胱开阖和约束尿液的作用，膀胱的气化需赖肾气的作用，肾气盛，固摄有权，膀胱开阖有度，尿液下注膀胱而不漏，排泄正常。若肾气虚衰，固摄失司，则可出现多尿遗尿等病证。所以尿的贮存、排泄发生异常，除膀胱本身病变外，多与肾有关也。

例4：关某某，女，43岁，职工，患肝脾肺心病多年，证见胸闷胸痛，呼吸难续，张口抬肩，面目浮肿，下肢尤甚，面色灰暗，唇舌青紫，颈脉动甚，心悸烦乱，肤冷厥，胁胀满不饮食，食则腹部顿感不适，脉细而结苔白润。证系心肺阳虚，阳气不布，血运不畅，拟温肾壮阳的“真武汤”加味而治之。

肾在人体是一个极为重要的脏腑，元阴元阳寄于其中，与机体内外紧密相关，五脏之阴均取于肾阳。很多因素都可以导致肾的阴阳失调，致使肾脏发生病变，故国医多认为“肾多虚主”。我认为导致肾病的原因主要有以下几种。

（一）先天不足

先天不足是肾虚的一个重要的因素。人始生，先成精。肾为先天之本，藏先天之精，父母精血不足多使子女肾虚体弱。临床实践证明，某些小儿疾病的发生，肾虚是重要原因之一。小儿病的“五迟”，鸡胸龟背，脑积水等。曾有很多小儿患肺炎病，经住院输液而不效，越消炎，白细胞越高。其亲属诉说情况，我们认真思考是小儿肾功能不好，免疫力差，后用鹿茸、人参、黄芪各味服之有效，白细胞下降，病症愈。成人的虚证也可考虑先天不足的问题。

（二）年老体弱

古书中有云：女子七岁肾气盛，齿更发长……丈夫八岁肾气实，发长齿更，二八肾气盛……五八肾气衰，发堕齿槁……说明男女的发长发育和衰老过程是以肾为主的。人自幼年时期肾气逐渐强盛，到壮年达到极盛期，而到了老年，肾气渐衰，人也呈现渐衰老征象。如：发白齿落，驼背也。

（三）七情内伤

人的精神意识与内脏息息相关。因情志思维活动必须以内脏精化为物质基础，所以“七情”过激是造成内伤的重要原因之一。人有五脏，化五气，以喜怒悲忧恐。肾在志为恐伤肾。情志上的异常变化伤及内脏气机，使其功能发生紊乱。古书中曾提到，百病生于气也……恐则气下。说明恐惧可使肾气受伤而下陷。人之欲望过激，也可导致邪火妄动而损伤肾的真阴，虽无房事也可使肾虚。心动则相火也动，动则精自走，相火翕然而起，虽不交会，亦暗流而疏泄矣。我们曾治过数名男士，均因精神过激超过了人体生理的调节功能范围，引起体内阴阳的失调，脏腑紊乱而致病，此病例不少见也。

（四）房劳无度

房劳是导致肾虚衰的一个重要因素，中医学论治对房劳伤肾很重视。房劳过度则肾精流失过多，下元亏损，而肾之阴阳也因之亏损而致病。曾有医者对封建王朝之历代皇帝的寿命做过统计和计算，他们的平均寿命只有三十几岁，虽有参汤常服，也恢复不了丢失之精液而短命。

（五）久病伤肾

肾纳五脏六腑之精华而藏之，五脏六腑之阴阳皆由肾之阴阳供给。肾中精气亏损会导致肾脏虚弱，故曰：久病及肾。在对慢性疾病的长期治疗中发现，病情越长，对肾的损伤越大，肾病变也随之变重而复杂。如肝炎肺心病、肿瘤、高血压等病都会影响或破坏对肾脏的功能。

（五）环境影响

人离不开自然，时时刻刻都在吸取着自然之精华，时时刻刻都受大自然的影响。由于科学技术的发展，工厂的增多，化工电子业的猛进等，烟尘的飞扬污染着人类生存必需的空气，污水的排放污染着水源，随之食品也遭到污染，臭氧层的破坏及激素食物对人体的影响，都证明了环境对人生命的影响。有资料显示，现在人群中，不能生育的就占15%人，这充分说明环境污染对肾有着直接危害，因肾主生殖。

肾是生命之根，要想有一个健康的身体，必须保护好肾脏，爱护肾脏。要做到这些，就要保护环境，劳逸适度，节制房事，注意身体及功能锻炼，饮食调养，知足常乐，使气机通畅，阴阳平衡，才能永葆青春。

张仲景论六经

《伤寒杂病论》记载仲景对疾病预后转归的认识，颇具丰富内容，现就六经病予以探讨。

（一）未传、自愈、药愈、可治

《伤寒杂病论》中，述其六经病预后向愈者，文记载16条，以论“未传”为首冲。其“未传”又何知之？益传经者，古书中曾言：一日太阳受之，二日阳明受之，三日少阳受之，四日太阳受之，五日少阴受之，六日厥阴受之，乃传经略论。今未按与之相较自昭，竟即起病限于某经不更内情，其机理或因邪轻正阳奋起外逐病邪使不内传而愈，或邪毒欲将入里恰正阳牵制无法更入内犯。所气见脉证变仅即于某经之间。故仲景遵内经之旨，例伤寒太阳病而验其传上未传，曰：伤寒一日，太阳病受之，脉若静者，为不传；颇欲吐，若躁烦，脉数急者，为传也。伤寒二三日，阳明，少阳证不见者，为不传也。使其内涵有血有肉，学者望而知之。欲解者与欲愈者意同，既病者，必有邪犯，而今自愈，欲愈必基于阴津充实与正阳经盛与否，邪正相争，下敌邪并且驱邪于体外，则所痴心不药而自然愈解。而退邪之路，因其人体素质不同而各有所异，仲景使泄击，观其邪击与否，正脉与否自愈，又何以为凭？此乃行医观察预后之关键，仲景为使后学不至临证失措，故列伤寒发热，啬啬恶寒，大渴，欲饮水，其腹必满，自汗出，小便利，其病欲解，邪由汗道，尿道而出。太阳病二日，反躁，反熨其背而大汗出，大热入胃，胃中水竭，躁烦，必发谵语。十余日，振栗，自下利者，此为欲解也……，邪由粪门而出。太阳病，脉浮紧，发热身无汗，自衄者愈，邪由血道出。太阳病不解，热结膀胱，其人为狂，血自下者愈……，邪由水道而出。观诸道变化以了解机体阴阳、正气、津液来复与否，可从其血、汗、便得以发现其病情重轻。又以脉候识其病解与否。仲景列下利者，微热而渴，脉弱者，今自愈。太阳病中风，四肢烦疼，阳微阴涩而长者，为欲愈。以示之。诸所以热者，乃汗出而解表里和故也；汗出小便利，营泄而卫宣之；衄出，风寒在经郁而变热，破血道而出，热随衄血而散；自下利，胃热下泄，津液得复生也；自下血，瘀热外泄，里因得和；微热而渴，脉弱者，阴退阳回，邪出正归，故不药而愈。另误治之后乃能自解者，为体实正强之争，正所谓正气存内，邪不可干。如，太阳病之下，其脉促不结胸者，之津液故也，勿治，保小利自急。即为之详述，其理为太阳病误下当邪陷而作结胸，今里和不受邪故反不结胸，适当正盛驱邪外出达表则自愈。而后者为汗下之津，倘中阳不伤，运化自如，津复而小便自利则愈。

以药愈病，乃借药力达除邪扶正以愈诸病。而据证变又活用其方，且必愈其病，候病预后转向愈者，当仲景莫属。凡举《伤寒杂病论》所言占有三分之二病例。概如原文：伤寒，心下有水气，咳而微喘，发热不渴，服汤已，渴者，此寒去欲解也，小青龙汤主之。太阳病未解，脉阴阳俱停，必先栗，汗出而解。但阴脉微者，下之而解。若欲下之，宜调胃承气汤。太阳病，过经十余日反二三下之，后四五日，柴胡证仍在也，先与小柴胡汤治之，呕不止，心下急，郁郁微烦者，为未解也，与大柴胡汤下之治则愈。太阳病，六七日，表证仍在，脉微而沉，反不结胸，其人发狂者，以热泪在下焦，少腹当鞭满，小便自利者，下血乃愈，所以然也，以太阳随经瘀热在里故也，抵挡汤主之？热入因结胸者，项变强，如柔痉状，下之则和，宜大陷胸丸。阳明病，脉浮，无汗而喘者，发汗则愈，宜麻黄汤治之等。

仲景以为六经病转归还有另一形式示其可愈。即所谓原文 289、288 等条文理云之“可治”“生”“不死”“顺”。即属危重又何以言之不死？我们认为仲景设此论理其意有二：一者，既言其病重，又励其事医者莫慌手脚，心要细要谨慎辨治必能治愈。所谓励医者强治。二者，醒其为医家不可轻心大意恣措，否则必致生命危绝。

时间变化能使阴阳之气随之而变，变使病邪随之而盛衰、进退。医圣仲景对此病理颇有研究，言之：太阳病欲解时，从巳至未上；阳明病欲解时，从申至戌上；少阳病欲解时，从寅到辰上；太阴病欲解时，从亥至丑上；少阴病欲解时，从子至寅上；厥阴病，欲解时，从丑至卯上。略言数句，寓意报深。即示亡阳病解时皆在夜半至天明间之。尽管欲解，但病者，体质各异，而在六经欲解之际，应把握时机值，正气来复，更助以药力，则必使邪出病愈之。此乃寓：凭病者正阳康复汤邪而愈，借药力除邪愈病二层含意之。总之在治疗方案无论自愈、药愈、针愈等等治论，倘阴阳正气无以来复，则一事无成，若阴阳自和者，必自愈之。

（二）已传、坏病、难治、遂死

已传者病进，坏病为失治，误治所成，病况且渐复杂。难治者，证杂势趋危等。逆死，阴阳破败，濒于离绝，证危恶而难拯。在《伤寒杂病论》中，论及诸内容条文概有 81 条其病进内传者，仲景曾例太阳病而言之。举凡三阳转属三阴证者为传。太阳病见阳明少阳症变为传，成因或为病体素弱，卫外不固，五脏虚羸，恰邪犯而无力以御，邪因乘虚内传而成坏病；或为失治症邪温而成灾；或误治滋其病邪反伤正气，邪气乘机内犯作病。体弱，失治虽不能责医，然误治者，实医之过。或问误治无外误汗、误针、误下、误火、误吐诸端，终了皆以损阳劫阴，耗散正气为结局，故仲景医圣设方论治历以顾护阴津阳气而著称。为使后学知其误治之大害，数仲景在《伤寒杂病论》六经病中特别各经之误治情况，概如原文多条：太阳病发热而渴，不恶寒者为温病。若发汗已，身灼热者，……一脉阳俱浮，自汗出，多眠睡，鼻息必鼾，语言难出。若补下者，小便不利，直视失溲；若被火者，微发黄色，剧则如惊痫，时瘛疭。若火熏之，一进尚引日，再逆促命期。此言乃述太阳病诸治之恶果。阳明病，……若发汗则躁，心愦愦，反谵语；若加温针心怵惕，烦躁不得眠……又为阳明病误治之言，……不可腋下，腋下则悸而惊。少阳不可发汗，发汗则谵证，则为小阳经病误治之论。太阴证为病，……而若下之必胸下结硬；少阴病，但厥无汗，而强发之，必功其血；厥阴之为病，……下之利不止。三条文所言，各述误治于太阴、少阴、厥阴病中所产生的不良后果。其意乃：一、总结失败教训，诲语后人慎重行之；二、责行医者不精研医术，恣其所措，误治害人，铸成坏病，再逆促命期之惨局，使病恶化而伤害人命。

误治于伤寒六经病如此，于杂病变不例外，概如原文84及89条诸论述即为杂病误治之例。举凡诸淋家、症家、衄家、亡血家、汗家，本病阴备亏虚、营卫不足，今被汗误，则再耗不足之阴血，以致出现便血、(发)痉，额上，脉急紧，直视不能目旬，不得眠，寒栗而振，恍惚心乱等险症。此犯《黄帝内经》所言之

“虚虚之戒”而成诸坏病。其难治者，于《伤寒杂病论》中见载仅有4条，然略4条所述则已昭其脉症于目下，一半因乎失治，一半因乎误治。外感热病如此，内伤杂病变属。总言积重难返，所见凶多吉少。

逆死不治者，《伤寒杂病论》列有数条训文，以厥阴病最多，少阴病次之。盖病入于阴，正据表而抗邪无力，尤其少阴寒化证情险恶，稍有怠慢，则亡阳厥脱死候旋见。概原文各条所述正属少阴寒化之死证，原文诸条即自脉症二端述以厥阴病所以不治之理。盖阴阳互存，阳亡阴无以化生而竭，阴竭阳无所附而漫散：尽管诸病死症不治，然有一丝生机事医者仍当努力挽之，唯救阴缓而救阳急，故医圣仲景于此多介寓存阴于回阳之中，使阳回到阴有所生而渐复之。

《黄帝内经》强调治未病，医圣仲景遵而倡之：既欲治其未发，则必先知其预后转归变化方可为之。倘不明病之预后，恣其所措，则必将致如仲景所言，进不能爱人知人，而毁誉其身，空负苍生所望，民众叹之。故研究仲景论学术当触类旁通，有机联系，方能臻于全面反映仲景学术思想的光辉，留传万代。

《伤寒杂病论》六经辨证法

《伤寒杂病论》是东汉医圣张仲景继承《黄帝内经》的哲学思想，以朴素的唯物主义和自发的科学辩证法——阴阳五行学说等哲学思想为指导，总结汉以前医学经验，结合自己的临床心得，将理论与实践，医理与哲理熔于一炉，创造性地提出了以“六经”辨证论伤寒、脏腑辩证论杂病的理论体系。他把脏腑、经络、病因、病理、八纲入法、诊断与治疗有机地联系在一起，著成《伤寒杂病论》，确立了祖国医学基础理论。临床各学科尊其为“医中之圣”，《伤寒杂病论》被誉为“方书之祖”。本文就哲学思想作归纳、学习、浅谈。

（一）六经辨证论伤寒与贯穿八纲

《伤寒杂病论》把伤寒的发病过程，按照疾病的症状和发展规律归纳为“太阳、阳明、少阳、太阴、少阴、厥阴”六大症候，创六经辨证为总纲，立“阴、阳、寒、热、表、里、虚、实”八纲学为指导，全面统领，以寒热分辨病的性质，以表里分辨疾病的部位，以虚实分辨邪正的盛衰，论述了六经辨证的一般规律。如《伤寒杂病论》中指出：病有发热恶寒者，发于阳也；

无热恶寒者，发于阴也……前者为表证、热证、实证；后者为里证、虚证、寒证。他还指出：发热不恶寒，仅恶热者，为阳实热证。无热恶寒者，肢厥，脉微欲绝，为阴虚寒证。在这里，仲景医圣既确定了病的属性，又概括了病的轻重，并运用辩证法的观点，提出辨寒热的真伪理论。如病人身大热反欲得近衣者，热在皮肤，寒有骨髓也，提出了以病人的喜恶来辨寒热真伪的宝贵经验。有时疾病的真象易被假象所掩盖，因此必须透过现象看本质，结合病人的脉、舌、症三者合参，全面综合分析，这就是辩证法的具体运用也。

（二）明辨病势识传变

在六经病证的传变上，仲景师也是用存在决定思维的观点来论述的。如伤寒一日，太阳受之，脉若静者，为不传，颇欲吐，若躁烦，脉数急者，为传也。这里指出了六经病证有传与不传两种不同转归。前者说明病位浅，病热轻，加上治疗得当，故速愈而不传也；后者由于失治或误治，或寒邪化热，病势加剧，故为传也。有六经依次之表里传，如太阳病若发汗，若下，若利小便，此亡津液，胃中干燥，因转属阳明。此条说明太阳病表邪传入阳明，甚则传入少阳，故病位深，病势也较重。还有阴阳经互为表里，相互传变，如太阳传少阴，少阳转厥阴；或三阳经失治误治，病入正虚，阳衰则病邪侵犯三阴，成为里证。如伤寒六七日，无大热，其烦躁者，此为阳去入阴故也，以及太阴之为病，腹满而吐，食不下，自利益甚，时腹自痛，若下之，必胸下结硬。此乃三阳病误治后，损伤脾阳，以至运化失误，寒湿内盛，传入太阴。越经传是不按六经次序，隔经传变，如太阳病不经阳明而传入少阳。还有直中，是病邪不经三阳，而直接侵犯三阴，如寒湿直犯中焦，出现太阴病。若病热恶化可传入少阴，若再深化，可邪传厥阴，则热深厥深化，可邪传厥阴，则热深厥深，或寒热错杂之厥阴重证，此则病位更深，病势笃重。但六经病证的传变不是一成不变、循规蹈矩的，而是互相影响、错综复杂的。因此，《伤寒杂病论》有“合病”即二经三经症状同时出现的情况。如太阳与阳明合病者，必自下利，葛根汤加味治之，以及三阳合病，满腹身重，难于转侧，口不仁，面垢，谵语遗尿，发汗则谵语，下之则额上生汗，手足逆冷，若自汗出者，白虎汤加味主之。此即三阳经同病之“三阳合病”。还有“并病”，即先出现一经症状未罢，又出现另一经症状。如二阳并病，太阳初得病时，发其汗，汗先出不彻，因转属阳明，续自微汗出不恶寒……此传变以及合病、并病，都是依据病人的正气强弱，邪气盛衰以及治疗的适时和得当与否而决定的，因此其预后转归也要根据邪正的消长而进行判断。

（三）根据病症测预后

《伤寒杂病论》对预后的判断，也是用辩证法的观点来分析的。仲景师祖指出：凡病，若发汗，若吐，若下，若亡血、亡津液。阴阳自和者，必自愈。当然含有机体作用及养阴疗法（伤阳者救阳法）达到阴阳自和的目的，所以才“必自愈”。仲景师指出，少阴病，下利，若利自止，恶寒而蹲卧，手足温者，可治。少阴病，吐利，躁烦而四逆者死。可见，《伤寒杂病论》是紧紧抓住阴阳消长变化规律的。因为少阴寒化证表现为阳气衰，阴寒盛。所以有恶寒蹲卧，四肢厥逆，下利清谷，脉微等证。病情的好转或恶化，以阳气的盛衰为转移。如果经过治疗，阳气逐渐恢复，四肢厥逆转为渐暖，下利清谷逐渐停止，恶寒蜷卧转为心烦，脉细微转为缓和，是阳气恢复，阴寒消散的顺证，故可治；反之，吐利不止，四肢厥逆不回，躁烦不安，脉微欲绝，则为阳气将脱，阴液欲竭的危候。根据证候来辨别病情的逆顺，亦属运用辩证法的体现。

（四）用四诊凭证归纳论治

《伤寒杂病论》在诊察疾病过程中，既把六经八纲紧密结合起来，又以望、闻、问、切四诊作为正确辨证的依据，因此《伤寒杂病论》在许多条文中都有四诊形象的概括。如太阳病，脉浮紧，无汗，发热，身疼病，八九日不解，表证仍在，此当发其汗……，加味麻黄汤主之。脉浮紧是切诊所得，无汗是望诊所见，发热身痛是望问诊所知。通过四诊归纳，其属太阳表实证，邪在太阳之表未解，治以汗法，选麻黄汤加味治之。又如，伤寒，脉弦细，头痛发热者，属少阳。在这里，脉弦细是切诊所得，头痛发热是问诊所知。最后按六经归纳为少阳病，邪在半表半里，治宜和解法，方以小柴胡汤主之。这样通过四诊把取得的第一手资料，进行综合分析，归纳出疾病的性质、部位、邪正、盛衰，最后确定诊断、辩证理法方药，直到今天仍为中医临床的主要诊治手段。

（五）对表里审证方法

《伤寒杂病论》把六经与四诊八纲紧密结合，将外感热病在发展过程中的各种错综复杂、变化多端，按照八纲及病机进退、邪正盛衰等情况，分类归纳，综合分析，抓住主要矛盾，分清轻重缓急，采取相应的治疗措施。凡属阳气旺盛，抗病力强的三阳经病，病在太阳之表，以解表发汗为主。疾病在阳明里证者，经证以清泄里热为主，腑实证则以攻下为主；病在少阳半表半里者，经证以清泄里热为主，腑实证则以攻下为主；病在少阳半表半里者，以和解为主。如果病邪入三阴经则属正虚阳衰，抗病力弱，必须以扶正温阳兼祛邪。另外还须区别病情，参合兼证，因人而异。因此《伤寒杂病论》又有先表后里法，先里后表法，表里同治法三种：

1. 先表后里法

表里同病，应先解表，表解方可清里，否则易致外邪内陷，造成变证。如，本发汗，治不为逆。同时还有，太阳病外证未解，不可下也，下之为逆，其外解者，尚未可攻，当先解其外，外解已……可攻之，表未解，不可攻痞。故先表后里法，多用于表里同病，而又以表证为急的病情。

2. 先里后表法

先里后表法适用于表里同病，而以里证为急的病情。如前段病例中的下利清谷而兼有身疼痛等表证，显然里证急于表证。故先治里，急用四逆汤加味温里，即温脾肾之阳，脾肾阳复，则不仅下利等证获愈，同时因阳复而有祛邪的能力，使轻微的表证自愈。假令表证未解，然后再解表，亦发汗伤阳之虞。但有时病情在表里疑似之间，仲景师又教诲我们要仔细辨别表里、轻重、缓急，以防过汗而造成变证。如，伤寒不大便六七日，头痛有热者，与承气汤；其小便清者，病不在里，仍在表也，当须发汗；若头痛者必衄，宜桂枝汤。这就是在复杂的病情下，分析表里轻重缓急的辨证法。

3. 表里同治

表里同时治疗的方法，当表里的急缓比较均衡时，纯于表则里证不去，纯于治里则外邪不解，故须表里同治。如前例所提及的表实兼内热证，用大青龙汤等，均属表里同治的实例，这样论治符合科学道理。

最后我们谈选方择药配伍严谨治法：

《伤寒杂病论》共立一百多个药方，在方剂结构学上来说也是贯穿着唯物辩证法的，选方择药配伍严谨，主次分明，慎重细微，一丝不苟。就以太阳表虚证缓汗法之桂枝汤为例：桂枝、白芍、炙甘草、生姜、大枣温服须臾，稀粥以助药力，温覆取微汗，汗出病轻，其机理为：太阳病，发热汗出者，此为营弱卫强，阴平阳秘奏之，故用桂枝汤发其汗，此乃调其营气，则卫气自汗而解。桂枝汤在服药时间上运用先其时发汗则愈的生物钟辩证法，是病发之前服药的科学方法。在方剂结构上，同样几味药，仲景师将桂枝加饴糖之小健中汤，其功用为温中健脾，调和气血。正如古人曾曰，仲景师治表虚制此方，用桂枝汤为君，桂枝解热发散，体轻助阳，芍药甘草佐之。同样几味药，以芍药为君，芍药酸寒方收，补中；桂枝甘草为佐，其功用为建中法。前者治表虚，调和营卫；后者治里虚，治腹中急痛。由此可见，仲景师的方剂结构学，贯穿着辩证法和控制论的面面观，这也就是中药长达数千年之久，而不见抗药性产生的根本道理。仲景师从内经学术思想中总结出《伤寒杂病论》，从实践中得出“阴阳五行学说”“六经”与“八纲”的科学论断，使祖国医学迈出一步，为人类的健康作出无量的贡献。

《伤寒杂病论》谈发热

东汉张仲景师在继承内经学术思想的基础上，运用朴素的唯物主义、自发思想和阴阳五行学哲学思想为指导辩证法，总结了汉以前的医学经验，结合自己的临床实践，将理论与实践、医理与哲理熔于一炉，创造性地提出了六经辨证论伤寒和脏腑辨证论杂病，确立了祖国医学辨证论治特有理论体系，为我国中医学基础论及各临床学科奠定了理论基础，为人类的健康作出极大的贡献。下面是我学习仲景师论发热的一点认识。仲景师辨治发热证在《伤寒杂病论》中且以外感发热证治为主，见载于《金匮要略》则偏以内虚发热证治，二者尽管有所差异，仍可归于虚证，予以辨证论治。

（一）发热的虚实论

发热证以虚实统一加以辨治，在临床中较六经辨治较明了简单，易于把握。实热证型分为表热、里热、表里俱热和半表半里发热证。若寻其病因而区分之，则分为暑病发热、温病发热、温热病发热、痈疮发热等。而虚发热则大致分为阳虚发热和阴虚发热，若责之于脏腑，则分为心虚发热、脾虚发热、肝虚发热。至于发热的表现形式亦多种多样，因病之虚实而有区别。仲景师笔下概括有：身热、身大热、身灼热、身无大热、头热、胃中有热、胸中有热、心中疼热、肚热、丹田有热、蒸发热、烦热、潮热、手足心热、足下热等。

1. 实证发热辨证

实证发热在《伤寒杂病论》之载述，除以六经病区分外，以表证发热、里证发热、表里俱热和半表半里发热的形式辨证亦不乏其例。其表证发热主要见载于太阳病篇中，并以发热为主病症，兼以辨别恶风与恶寒，有汗与无汗，脉紧与脉缓的差异，分出表实证发热中的太阳伤寒发热和太阳中风发热，提示病邪已经于皮表。其里证发热，揭示病邪已经入里为患戕。如，身热，汗自出，不恶寒热，病人烦热，日晡所发潮热，蒸蒸发热等描述，均为里证发热之表现。其表里俱热者既有表证，如，伤寒，若吐者下后，七八日不解，热结在里，表里俱时时恶寒，大渴，舌上干燥而烦，饮水数升等记载，即为表里发热之述。至于半表半里发热，有两种可能：其一为在表病，邪欲入乎里而未尽入里，留居半表半里之间，此为病进。其二为病邪自里欲退出于表而又未尽出，介属于半表半里之间，此为病将退之象，呈现出往来寒热和身有微热，以及胸满而烦等半表半里之发热。其妇人逢月经来潮，或月经半表半里发热证相似，且用方亦以柴胡汤剂，故亦将其归属于半表半里发热证中。实证发热之病因随邪气而有异，太阳中热者，暍是也……身热而渴；小有劳，身即热属暑邪为病。又为湿家之为病，一身尽疼，发热，身色为蒸黄也，则为湿邪致病。倘若病者一身尽疼，发热日晡所剧者，又属风湿掺挟所为病。风邪致发热者，《伤寒杂病论》与《金匮要略》均有记载限于篇幅不加赘述。唯风邪致病亦常驻兼挟湿，寒、热诸邪而为患多见之。至于寒邪为病虽不直接引致发热，然其郁久或兼挟风邪均有引发可能，如太阳伤寒之麻黄汤证发热，即风寒相挟为病发热之典型。此外，病者如热状、烦满、口干燥而渴，其脉反无热，此为阴伏，是为瘀血……乃瘀血致发热之表现。膈上病痰，满喘咳吐，发则寒热则为伏饮久郁所致发热。肠痈者……时时发热，自汗出，复恶寒……之描述又属痈疮肿毒所致发热。热而少气、烦冤、手足热而欲呕；若但热不寒者，邪气内藏于心，外合于分肉之间……是为疟虫为病之发热。诸多发热皆随时间、季节、地区之差别而各异。如春夏易作暑湿发热，冬季易作风寒发热；北方多见风寒，南方多见暑湿、疟虫。故医者宜得悟，其实证发热之病因、病变有错综复杂之特点。

2. 虚证发热者

此病通常因脏腑功能低下所表现虚性亢奋引致发热即为虚证发热。伤寒发热、下利至甚，厥不止。如，伤寒六七日不利，便发热而利，其人汗出不止者死，即表明因利而暑损肾水，命门之火无以滋济，阴不制阳之虚证发热。热在上焦者，因咳而为肺痿，从何得之？或从汗出，或从呕吐，或从消渴，小便利数，或大便难，又被快药利，重亡津液，故得之，则为津液耗、阴劫虚、肺痿三虚证热。心伤者，其人劳倦，即头面赤而下重，心中痛而自烦发热……，是述劳倦太过，内耗心血所成之虚证发热。黄汗之为病，身肿发热而渴，状如风水、汗沾衣……，则为脾虚营卫不和所引起发热之表现。妇人年五十所下利，数十日不止，暮即发热……手掌烦热，则为肝肾阴虚，阴不制阳酿生之虚证发热。百合病，复为发热者，百合滑石散主之，虽未能明确孰脏所致，但因虚致发热乃无以置疑，唯脏腑未明而已。

3. 虚实兼挟发热证

虚实兼发热于临证中，亦不比前述的实证发热和虚证发热来得少，且较之更有复杂之热。如，病人身大热，反欲得衣者，热在皮肤，寒在髓，身大寒，反不欲近衣者，此寒在皮肤，热在骨髓也。虽属区别真寒假热与真热假寒之大纲，但为事医者，辨别发热之虚与实挟兼之发热证亦当于此基础上加以仔细辨证。如，太阳病，发汗、汗出解，其人仍发热……太阳病，外证未愈除，而数下，遂协热而利……，是为医者因汗下不慎所致阳气耗损，而表邪未除之虚实兼发热。如，病发热、头痛、脉反沉……少阴病，下利清谷，里寒外热……证属于阳气虚，兼感表邪所成之虚实夹杂发热。

（二）虚实发热的治法

实证发热与虚证发热于治法上有所不同，仲景师据病情不同而灵活辨治之法为我辈树立楷模。凡表证发热则以解表退热治之。里证发热则以清泻里热、逐邪匡正为治，表里俱热则以解表与清里双管齐下共逐热出体外，其半表半里发热以和解为正法治之。据因治之概有：暑邪为犯疏风散热治之，火邪为犯清火除热治之。湿热兼犯则清泄湿热双邪并驱，其风湿、风寒为犯亦双邪并驱为治。瘀血发热则化瘀活血以退热，疟虫发热则除疟解热治之。饮邪发热治以化饮除热，痈毒发热则消痈解毒祛热。上述所言是为实证发热证之正法，乃仲景师遵《黄帝内经》热者寒之，寒者热之之大则所拟之法。至于虚证发热之法，仲景师亦能据情活变。概如脾虚发热，施以调和营卫，益气健脾退热方；肺虚发热则清金润肺以治之；心虚发热以滋养心血使热退之；肾虚发热因有阴阳双相之别，故或以益其命火，或滋其肾水而热退，不过总以形不足者，补之以味，佐以所利，和以所宜为准则；而对虚实夹杂之发热者，其后而定其泻实为主或是补虚为先，或是攻补兼施等法。

仲景师所拟治疗诸虚实发热之法，是遵《黄帝内经》实则泻之，虚则补之之大则。对实热以泻其有余为正法，虚热而以补其不足为先决，虚实夹杂者则介于攻补之间。尽管仲景师有关发热病辨证施治之多，但论著仍包含有未见发热病而属于发热部分，故应研究仲景师的学术思想，为中华医学有关论治创出新路，为中国和全人类的健康做出贡献。

《伤寒杂病论》论弦脉

古人云，古人不见今时月，今月曾经照古人。无古不成今，仲景师一生勤学古训，博采众医论案，其方精而奥，方简而详，非寡闻浅见所能研究其精华。

脉诊是中医“四诊”其中之一，《伤寒杂病论》关于脉诊的条文很多，“辨脉”“平脉”“伤寒例”等篇占全书论文的三分之一，其中论及弦脉的条文多条（包括辨脉篇与平脉篇，伤寒例篇），现将一些微浅认识整理供同道参考。

关于弦脉的形状，《伤寒杂病论》辨脉曰：脉浮而紧者，名曰弦也，弦者，状如弓弦，按之不移也。与《玉机真脏论》“端直以长”等描述颇为相近。后世均有据于此，将其概括为，弦者，阳者指下寻之不足，举之有余，状若筝弦……从前中直过，挺然于指下。这里必须指出的是，按照《伤寒杂病论》的定义，弦脉是浮脉和紧脉的相兼脉，浮是位置，紧是动态。单独的浮脉与弦脉易于区别，但单独的紧脉与弦脉则易混淆。鉴于此，辨脉又说，紧转索无常。而弦脉则“按之不移”。两者的不同点，不能忽略。

弦脉在脏腑属肝脏，以春时见其柔和为正常，其太达和不及均属病象。如，脉有弦紧浮滑沉涩，此六脉名曰残贼。弦脉为阴中之阳脉，凡脉大数动滑，此名阳也；脉沉涩弱弦微，此名阴也。在此列以为阴，是大、动、数等相对而言，与弦脉相兼出现的脉象，在《伤寒杂病论》中有浮、沉、迟、数、虚、芤、涩等。弦脉主病，除见于春病，肝胆痛，少阳经病症外，在《伤寒杂病论》中还主痛症、痰饮、气滞等，其中以痛症多见。此外，在《伤寒杂病论》中弦脉还有测求病位，确定病性预后等意义。兹力加归纳分如下：

（一）弦脉主病症，弦主少阳病

伤寒，脉弦细、头痛，先热者，属少阳。头痛，发热多属太阳病症，仲景在此尚未列寒热往来，口苦咽干，胸胁苦满，心烦，喜呕等少阳症候，也未点明头痛部位是否在双颊，发热是否与恶寒交替，而指出“脉弦细”三个字，将其藉为少阳经痛的诊断依据，条文着重于脉弦细与头痛发热，而将其他诸证隐去，其寓意很可能是为突出少阳经脉象，提醒临床医生应注意头痛发热与它经病的鉴别。《伤寒杂病论》又指出：尺寸俱弦者，少阳病也。亦说明弦脉在少阳病症中的重要性。因此，学习这些条文时，应将少阳病诸证有机地加以联系。

1. 弦脉主痛症

疾病的病机总由气血不畅，邪气凝痹，隧窍不能所致。伤寒，阳脉涩，阴脉弦，法当腹中急痛，先与小建中汤，不差者，小柴胡汤加味主之。此乃提示少阳病兼里虚寒证。脉弦虽主少阳经病，但从腹中急痛，阳脉涩及主方为温中补虚止痛之建中汤互参，弦脉在此主痛即很明了。太阳下之……脉弦者，必两胁拘急，拘急为牵引而通。少阳经行胁，今太阳误下两拘急而见脉弦，此主痛症也不言而喻。阳明中风，脉弦浮大而短气，腹满，胁下及心痛，久按之气不通，鼻干，不得汗，嗜卧，一身及目悉黄，小便浮者，有潮热，时时哕，耳前后肿，刺之小差，外不解，病过十日，脉续浮者与小柴胡汤。此外脉弦（小阳），浮（太阳），大（阳明）三脉兼见，都是邪热凝壅滞，三阳合病，但以少阳病为中心。其中胁下及心痛，按之气不通，小便难，耳前后肿等是少阳病症，又以胁下及心痛，按之气下通为主症，其主痛症虽同，但一为复不急痛，一为胁下及心痛，一为主病为主，一以主病为次。部位各殊，先后有别，也体现“同脉异病”的特点。

2. 弦脉主痰饮

痰饮为阴寒之邪。小阴病，饮食入口，心中愠愠欲吐，复不能吐，始得之，脉弦迟者，此胸中实，不可下也，当吐之，平脉支饮急弦。此两者合参，都说明弦脉也是痰饮主脉。弦主痰饮，《黄帝内经》尚未明确提到，这是仲景在临床实践中新发展的内容之一。脉沉而弦者，悬饮内痛。咳家，其脉弦，为有水，一枣汤主之。均是弦脉主饮的有力佐证。

3. 弦脉主气滞

古书云：下利，脉沉弦者，下重者。“下重”即里急后重，有气虚气滞两种情况，气虚而下重者，其脉当沉濡细弱，而本条所见沉弦，当属气滞无疑。这样临床上于下重症就可从脉弦与否推测证情的虚实，以确定治法。气滞证与痰饮证在《伤寒杂病论》载述较少，而多见于《金匮要略》中。这与后人在整理《伤寒杂病论》时将此一分为二，以《金匮要略》论杂病的编排有很大关系，研究仲景理论应两相勘照为妥。因本文仅说明弦的主症，同时限于篇幅，故未能将《金匮要略》条文全面加以联系。

（二）弦脉的病位

在《伤寒杂病论》中弦脉定病位的理论有下面几种情况：

1. 弦脉表邪内陷

《伤寒杂病论》所述内容（详见弦主痛症节），是以弦脉和两胁拘急推测太阳病表证误下内陷的。《尚论》认为，故还属太阳本位。王日休曾提出小柴胡加桂汤方主治（见黄竹斋《伤寒论集注》）可资佐证。

2. 弦脉半表半里

太阳与小阳并病，头顶强痛，或眩冒，时如结胸，心下痞硬者，当刺大椎第一间，肺俞、肝俞，慎不可发汗，发汗则谵语，脉弦者，五日谵语不止，当刺期门。

这是原文所述的太阳与少阴并病，但究其病变重心实在小阳半表半里。证在表里之间，故汗则谵语，而铸成实热内结，但凭脉辨证仍属少阳范畴，与阳明腑实的谵语根本不同，所以刺期门。期门为肝经募穴，刺之可泻肝之火，肝胆炎清，则表里自和，谵语得止。

3. 弦脉主里

弦脉主里证的范围较广，诸如《伤寒杂病论》的痰饮证，及气滞证腹中急痛，以及所述的潮热，不恶寒，独语如见鬼状（详见下文），均属里证范围，兹不赘述也。

（三）弦脉辨寒热

1. 弦脉主热

《伤寒杂病论》：若吐若下后不解，不大便五六日，上至十余日，日晡所发潮热，不恶寒，独语如见鬼状。若剧者，发不识人，循衣摸床，畅而不安，微喘直视。脉弦者生，涩者死。微者，但发热谵语者，大承气汤大味主治之。此为论述阳明里热证有生和死两种不同转归的条文。从伤寒若吐若下后不解，至独语如见鬼状，脉弦者生，微者……大承气汤主之合而观之，为死的转机，故而大承气汤因势利导。于此也可看出，里热实证见弦脉为“微者”，较之脉涩之，“剧者”有天壤之别。当然，出现在本条文病症中的弦脉，应以带圆滑冲和之象佳。

2. 弦脉主寒

《伤寒杂病论》云：腹中急痛，胸中实，均属寒证。但前者为虚寒，后者为寒实。在脉见为弦象当见虚弦，寒实者脉象心弦实，临诊须注意也。

（四）弦脉则预后

伤寒六经病症可测知预后良好的有：病本欲愈病不传经，阴病见阳永。预后不良的有：病证从阳转阴，真脏脉见等等状况。

1. 弦脉主预后良好

病本欲愈：平脉：肝者，木也，名厥阴，此脉微弦濡弱者，愈也。肝为将军之官，体阴而用阳，无病脉见微弦而濡弱长；有病脉失常，久病复见常脉为欲愈，预后良好。

病不传经：辨证：趺阳脉浮而涩，少阴脉如经者，此病在脾，法当下利，……以少阳脉弦而浮才见，此为调脉，故称如经也。太阳脉主候脾胃，少阴脉太溪属肾。脾胃虚，脉浮而涩，故当不利，贵在太阴。若利久不止，病及少阴，则见脉微细也。而今小阴脉弦而浮，为得春生上达之象，经气调和。说明病证仅限于太阴，而未传少阴，故预后良好。

从阴转阳：阳明病，其脉弦者生，涩者死的推新，说明阳明病重者，若见少阳脉是里证出表，从阴转阳之象，预后良好。

2. 预后不良

从阳入阴：下后脉弦，两胁拘急即由误下而铸成少阳为病。太阳在表，少阳为半表里，病位由表渐入于里，是不及太阳病转属少阴病为重。但太阳当汗而误下，表不解，致邪陷入少阳，按六经辨证权衡，此项后相对不良。真脏脉见：平脉：肝病……假令得纯弦脉者，死，何以知之？以其脉和弦直，此是肝脏伤，故知死也。前已述及，肝脉当以微濡弱而长为常，过之或不及为病象。古书云：春胃微弦则平，弦多胃少曰肝病，但弦无胃曰死。纯弦即但弦无胃，是为肝脏真脏脉。脉无胃气冲和之象，是生化之源已竭，必然预后不良。总之《伤寒杂病论》论弦脉是在整体观念的指导下，四诊合参，以推测脏腑常变，气血之虚实，阴阳之虚衰，从而为诊疗提供依据，促进祖国中医学的基础理论与临床诊断治疗紧密地结合起来，使医学理论体系日益丰富和完整。为弘扬和继续祖国医学瑰宝，促进中医事业的不断发展和完善，集前人之训，益后世为人类，启万世医家之法程，诚医门之圣书，然后世医家的古而法变哉。

夏季养生讲究饮食

中华中医学历史悠久，源远流长，博大精深，浩如烟海，是人类防病治病的基石，是养生延年的锐宝。古人云，人以天地之气生。天地之气是什么？天食人以五气，地食人以五味……气和血生，津液相成，神乃自生。古书曾明确指出，故神者，水谷之精气也。可见神的发育有赖于天地之气，即水谷精微的滋生。由此说明人体的精与神是相互依存、相互作用的关系。神是来源于先天父母之精气而又赖后天水谷精气滋养和主宰生命活动的物质。中华中医药学在防病治病以及养生保健中都把五行五脏阴阳学和春夏秋冬四季之论理作为基石。

（一）夏季养生必须养心健脾，解暑化湿

中医学认为，夏属火，其性热，通于心，主长养，暑邪当令。是说心在五行中属火，火热之邪最容易损失心，常导致心病，如心神不安，心悸失眠，头昏目眩等心神不宁的症状。中医认为，汗为心之液。夏天汗液大量排泄，不仅会损伤心气，还会导致心阴虚，这样更容易受到暑热邪气的侵犯，所以夏季宜注重养心。多吃一些清暑热的食品，既能清解夏季高温天气带来的暑热，

又能清泄身体产生的内热。在夏季应多吃些清热解暑的中草药，如薄荷、金银花、金钱草、田基黄等清热解属的药，以利心火，散暑热。

夏季的最后一个月，即长夏月，与脾相应。这个时候天气闷热，阴雨不断，空气中湿度较重，人比较容易感受湿邪，而脾性喜燥而恶湿，一旦脾阳为湿邪所遏，超出了脾胃的适应能力，就会产生食欲不振，大便稀溏，脘腹胀满，四肢不温等寒中洞泄一类的肠胃及脾病。所以长夏饮食宜清淡，少油腻，少生冷。脾虚的人可以少食多餐，根据自己的饮食习惯适当食些辣椒，增力食欲，帮助消化，抵抗湿邪对脾脏的侵扰，也可加服些清热之湿之药茶或冲剂。

（二）饮食应节制

古书曾云：谷肉果菜，食养尽之，无使之过，伤其正也。又曰：饮食有节，起居有常，劳作有序……故能形与神俱，而尽终其天年，度百岁乃云。食物本来是营养人体的，但是如果饮食不节制，暴食或乱食，就会适得其反，伤害人体的正气。所以一定要节制饮食，三餐规律，这样才能使形体与精神相一致，才能颐养天年。饮食有节，就是要安排时间三餐的分配。早餐应在早上六点至七点钟左右，中午应在 12 点钟，晚餐应在下午六点钟左右。古语云：早吃好，午吃饱，晚吃少。唐代名医孙思邈曾说，清晨一碗粥夜食莫教足。晚饭不可多食，晚饭少一口，活到九十九。因为晚上人体的新陈代谢速度逐渐减低，消耗的热量比白天明显减少，晚饭吃得过多就会在人体内转化为脂肪，使人发胖。晚饭食过饱或过多油腻还会增加肠胃负担，出现腹胀，胃不和，卧不安。特别是老人和小孩，消化能力差，夏季炎热，容易使脾胃受损，导致胃病。正如古语云：要想小儿安，三分饥和寒。医圣张仲景曾指出，损谷则愈。即在保持身体在基本热量需要的基础上，少吃一点，很多病自然就会减少或好转。现代的一些常见病，如糖尿病、中风、高血脂以及严重的胃病都与饮食不节制有密切关系。所以古人提出损谷则愈和饮食有节是有科学道理的。

（三）饮食宜苦、辛、酸、咸、少甘

天以五气饲养人，臊气凑肝，焦气凑心，香气凑脾，腥气凑肺，腐气凑肾：地以五味饲养人，酸入肝，辛入肺，苦入心，咸入肾，甘入脾。所谓五味是指酸苦、甘、辛、减五种味道。我们每天吃的食物都是由这几种味道组成的，五味的作用不仅是用调味以增进食欲，按照中医学论有它的深远意义。按照中医五行学说的理论，五味与五行、五脏是相对应的，不同的味有不同的作用，酸味有敛汗、止汗、止泻、涩精、收缩小便等作用，如乌梅、山楂、山萸肉、石榴等，都有药用和治病用途。苦味有清热、泻火、燥湿、降气、解毒作

用。甘味即甜味，有补益、和缓、解痉挛等作用。咸味有泻下、软坚、散结和补益阴血等使用，如盐、海带、紫菜、海蜇等食物。辛味有发散行气、活血等作用，如姜、葱、蒜、辣椒、胡椒等。

适量地摄取五味对身体是有益的，能维持人体阴阳平衡。如取用过多或不足量，会对人的身体造成损失，甚至生病，因为五味与人五行五脏是相应的。所以人在饮食中必须要五味调和适量，才使身体健康。古云：是故谨和五味，骨正筋柔，气血以流，腠理以密，如是则骨气以精，谨道如法，长有天命。说明只有五味搭配适度，才能使气血充盛，身体各个系统的功能调和，达到延年益寿的目的。

“天人合一”是中医养生的指导理论，人要与自然界变化相适应，所以五味的调和也不是一成不变，必须根据每个人的年龄、身体情况、环境地点和季节气候来进行调整。就夏季而言，应适当吃些苦味及酸味，咸味和辣味的食物，少食甜味。因为夏季气候炎热而潮湿，苦味可以清热泻火，还可以健脾气、除潮湿。如苦瓜、竹笋、芦笋等，有清心除烦，提神醒脑的作用。夏天出汗过多，尤其是从事体力活动大量出汗后，要及时补充盐分。夏天的饮食比较清淡，佐以少量咸菜，可以增进食饮。另外，夏季出汗多，最易丢失津液，喝水较多会冲淡胃酸。适当吃些酸味食物，如番茄、柠檬、草莓、乌梅、葡萄等，能敛汗生津，健胃消食，可预防流汗过多而耗气伤阴。若在菜肴中加点醋还可以杀菌消毒，防止夏季胃肠疾病发生。甜味多吃会生湿，影响食饮。夏季气候潮湿闷热，人体本来就容易生湿，导致胃胀而不想吃东西，所以夏季不宜多食甜食。

（四）不应恣食生冷

古书云：盛暑之时，伏阴在内，腐化稍迟，瓜果园蔬，多将生痰，冰水桂浆，生冷相值，克化尤难。意思是夏天炎热，阳气生发在外面，阴气就郁于体内。如果吃过多生冷的瓜果蔬菜和不卫生食物，就会使寒湿盛于体内，不容易被脾胃消化。从现代医学来说，夏天天气炎热，气温高，人们会产生体温热的生观反应。出汗多，饮水多，胃酸就会被冲淡，消化液分泌相对减少，消化功能减弱，致使饮食不振。如果能从膳食上合理安排，适当吃些冷饮，不仅能消暑解渴，还可帮助消化，促进饮食，有益健康。如果不加以节制就容易损伤脾胃阳气，不仅违背了春夏养阳的原则，还会引起胃痛、腹痛、腹泻等消化系统疾病。尤其是老年人脾胃阳气已衰退，过食生冷多会进一步伤及肾阳，造成腹泻不止。儿童消化功能弱，在夏季容易暑热温邪，如多食过冷的饮料及生冷食物等，极易损伤脾胃的运动功能，出现长期饮食不振，大便异常，造成肠胃疾病，影响孩子的健康。妇女有经、带、胎、产的特殊生理过程，容易气虚血亏。血的特性是喜温恶寒，所以女性更不能多食生冷。尤其是经期、产后更要注意，如多食生冷不仅伤害脾胃，还会造成子宫过冷症，引起白带多、痛经，甚至不孕。所以，夏季妇人应少食生冷，多食清凉解暑食物，才能达到健康延年。

（五）饮食宜清淡

古书云：肥肉厚酒，务以自强，命之曰烂肠之食。经常吃肥甘厚腻，煎炒、烹炸和过于辛辣的食物，可使人体内热痰湿，日久会使肝阳上亢，脾阳虚衰。因为在夏季，人体顺应阴阳变化，出现阳气宣发。若是常食肥甘厚腻之品，会加重脾胃的负担，造成脾阳虚弱，而出现痰湿症。故古人云：三伏天，食物尤要淡味节咸，易于脾胃消化，则腹疾不生。是说夏天要吃脾胃容易消化的食物，这样才不会引起肠胃疾病的发生。我们要吃粗茶淡饭，主食以五谷杂粮为主，副食以豆类、蔬菜、瓜果之类为主。但清淡的饮食不是完全的素食，肉类有人体必需的蛋白质，也含有钙质，是营养不可缺少的主要成分。所以肉类食物应以烹饪、水煮、清蒸为主，尽量不要煎炸为好，保持食物的原味。

（六）饮食要注意卫生

中华医学提出，预防为主，治疗为副。中国有句俗语说得好，饮水洁净，不得瘟疫病。说明古人很早以前就认识到不干净的饮食会导致疾病的发生。古书有云：

春夏大雨，山水暴涨，有毒，山居别无他水可汲者，宜捣蒜或白矾少，许放水缸中才合饮食，故时疫盛行，宜浸贯众入水缸中，常饮则不传染。而井水深一枚，不犯百毒，则解毒之功，又其独著。这说明古人在预防夏季消化道传染病方面有其独特方法。

长夏潮热的气候特别适合细菌和病毒的滋生繁殖，再加上夏天人们喝水多，胃酸被稀释，消化道的防御功能减弱，如不注意饮食卫生，就容易患肠胃炎、痢疾等消化道传染病。所以养成良好的饮食卫生和个人卫生习惯，是预防疾病最好措施。注意饮食清洁，不食不合卫生及生冷、有毒食物，做到正气存内，邪不可干，必定保健延年。

欲养生，治未病

中华医学历史悠久，中医学理论奠基之著《黄帝内经》最早提出“治未病”。《黄帝内经》指出，对人不治已病治未病，不治已乱治未乱，此之谓也。张仲景师指出，见肝之病，知肝传脾，当先实脾。这都是指导“治未病”的法则。唐代孙思邈师云：上医医未病之病，中医医欲起之病，下医医已病之病。这将医者的能力分为上、中、下的三个层次。朱丹溪师指出，不治已病治未病。“治未病”强调预防在先，也就是当今医者提出的“预防为主，治疗为辅”。

当前医学界对“治未病”的研究有三个层次：即“未病先防”“既病防变”和“愈后防复”。“未病先防”着眼于未雨绸缪，是“治未病”的第一要义；“既病防变”着力于预料在机先，阻截传变，防止疾病进一步发展；“愈后防复”，立足于扶助正气，强身健体，防止疾病复发。

（一）精为万物之基，神为万物之灵

中国古代哲学思想把“精”视为天地万物之基，“神”为万物之灵。精气为物者，谓阴阳精灵之气，氤氤聚而为万物，精乃气之精也，故此“精气”可视作为“精”。人始生，先成精，成立吾身者，即真阴之精也。这说明人的生命的来由，形体的成立都有精的参与。精是人类形体生命的基础，“神”是客观存在的，其最广泛的含义即指自然界之神，从其范围来计，包括整个宇宙万物之神。

形和神关系的问题，是中国古文化中最有生命特征的命题之一。在古人探索生命相关问题的领域中，神代表精神意识，形有形体的意思。在一般情况下，形为神产生的基础。形具而神生，好恶喜怒哀乐藏焉。反过来，神为形的主宰。古书曾云：神者，生之制也。但通过学习深研，愚发现将注意力放在神主形从的观点上的古人是庄子。庄子崇高自然之道，认为道是宇宙万物的一切，道产生并主宰宇宙万物的一切，道是抽象无形的，存在于一切物中。物是具体有形的，物可消失，而道不会消失，道与物的关系就是神与形的关系。从这种崇高形而上的“道”与贬低形而下的哲学思想出发，庄子明确地提出了重神轻形的主张。庄子指出，养形必先之以物，物有余而形不养者有之矣。有生必先无离形，形不离而生亡者有之矣。在世之人以养形足以存生，而养形果不足以存生，则世奚足为哉。世人大都认为养形就等于养生，实则不然，养生更重要的是养神。关于养神的方法，庄子指出，纯粹而不杂，静一而不变，淡而无为，动而以天行，此养神之道也。他认为只有养神，才能形不劳、精不亏，达到形全精复与天为一。所以说，抱神以静，形将自正，神将守形，形乃长生。

在“神主形从”的观念上，古人早已提出：夫行者，生之舍也，气者，生之充也。古人认为形体为生命寄存和借以显示机能的场所，气为产生生命的本体，神为生命精神意志的体现。养神最重要的是懂得清心寡欲养神，认真做到恬淡虚静，也就是力求神与道而合也。“神主形从”的观念来源于对宇宙自然的认识，古人对生命的理解，往往是以气为主体，以时间流程来贯穿宇宙观，以宇宙观、生命观来理解生命，这自然强调“神主形从”也。

（二）养神要清静

人之血气精神者，所以奉生而周于性命者也。阴平阳秘，精神乃治，阴阳离决，精气乃绝。说明精神与气血同为机体进行生命活动的基础。养生的关键在于养神或者通过外在形体的修炼最终达到养神的目的。如古书云：上古之人，其知道者，法于阴阳，和于术数，饮食有节，起居有常，劳作有序，故能形与神俱，而尽终其天年，度百岁乃云。由此可以看出，古人外在形体修炼，是为了能“与神俱”。这里的“神”就是内心的维持和意志的淡泊。养神的关键是进入“精”养的状态，使“精”与神相结合，从而达到延年长寿的目的。

（三）治未病要心神相通

中医学认为，人体在自然状态下，“心”能够与自然精气相通，与自然精气相通，就能恬淡虚无，真气从之，精神内守病安从来。按照这种气化思维，如果能够做到神主形从，志闲而少欲，心安而不惧，形劳而不倦，气从以顺，各从其欲，皆得所原，即使人到老年，也能却老而全形也。

“治未病”一词，首见于《黄帝内经》，该论开篇列举的是四季形体养生的内容，深入思考却会发现文章的真正用意，在于教导人们通过形体的顺应自然，最终使得内在之“神”与天地四时相应。所谓从之则苛疾不起，是谓得道。“治未病”的基本精神即从阴阳则生，逆之即死；从之则治，道之则乱。反顺为逆，是谓内格。是古代圣人不治已病，治未病，不治已乱治未乱，此之谓也。夫病已成而后药之，乱已成而后治之，譬犹渴而穿井，斗而铸锥，不亦晚乎！可见只有调节人体内在的精神意志，以顺应阴阳的变化，才能达到“治未病”的目的。如果不然，便会产生“内格”。“治未病”的关键是修治内在之神也。

根据《黄帝内经》的观点，人的起居动作之间，当以“神”顺应四时为务，所以每当人体患病时，又应考察其精神意志的存亡得失，以为治法。古书云：治病之要诀，在于明白气血，无论外感内伤……所伤者无非气血。诸血皆属于心，心者生之本，神之变也：气的升降出入失常，又与善怒忧思悲恐的情志变化密切相关。在疾病的发展过程中，从“神”而治，注重“神使”是中医治病的首要。这是“治未病”的核心观念。人体疾病的发生多由“神”引起，预防调摄中的关键问题是养“神”。所谓“粗守形，上守神”，古人的论述和实践，使我们认识到“治未病”不仅仅是预防的问题，而应意识到养生和养神是互相联系的，这就是“心神相通”的指导思想。陶弘景师指出，静身以安神，保气以存精。古书云：神全之人，不虑而通，不谋而当，精照无外，志凝宇宙，若天然也。又曰：体合于心，心合于气，气合于神，神合于无……说明人要健康延年，必须认识防病治病，也就是“治未病”的指导思想，与当今提出的“预防为主，治疗为辅”的观点是一致的。

养生保健　贵在坚持

随着社会不断地向前发展，人们的生活水平不断提高，追求健康长寿成为当前的时尚。养生保健是社会发展系统工程，贵在持之以恒，坚持不懈，养生在于“未病先防”“已病防病”，而心理调节尤为重要。在不同年龄阶段，对情志的调摄应采取相应的方法和手段。

养生重在平素养身心，防患于未然，这是人民群众喜闻乐见，便于实践的养生保健形式。养生保健在我国具有悠久的历史，广泛的认同和普遍开展的基础。养生是中医“治未病”的基础工作和根本出发点。只有掌握和应用正确的养生方法，并且持之以恒，才能做到恬淡虚无，真气从之，阴平阳秘，精神乃治，维持机体内外环境的协调有序，实现理想的健康状态，达到提高生活质量和延年益寿的目的。

（一）要求养生保健是全社会的课程

养生，又称摄生、道生。所谓“生”，就是生命、生存、生长之意；所谓“养”，即保养、调养、培养、补养、护养之意。养生就得通过养精神、调饮食、练形体、慎房事、适寒温等各种方法来保持心态平衡、身体健壮，防止各种疾病的发生，从而实现延年益寿。

中国中医养生学作为人类文化瑰宝，有着漫长的历史和广博的思想体系。中医养生的理论方法流传于古今儒、佛、道、医等诸子百家文库中，不仅与医疗保健有关，还与家庭、伦理、教育等社会学有着广泛联系。在当代，中医养生的理论方法涉及现代科学中的预防医学、行为科学、天文气象学、地理医学、社会医学等多学科领域，它实际上是多学科知识的有机综合。正如著名科学家钱学森所说，养生文化及其派生的人体学、生命科学，已经不能单纯把它看作是一个科学技术问题，它还是一个社会运动。

中医养生学作为一个实用学科，有着丰富的内涵和行之有效的理论与实践。它顺应自然、协调阴阳、形神共养、动静相宜、和调脏腑、通畅经络等理念，精神养生、饮食养生、运动养生、房事养生等方法，食养、药养、针灸、按摩、气功、武术等技术都值得借鉴。养生学以中医学基本理论为指导，其预防、保健科学体系具有中华民族特色，必将成为当代最具魅力的新型科学。

由于养生旨在维护健康和保健，促进生命长寿，并且为人民大众所喜闻乐见，易于接受和实施。因此在“治未病”的实践中具有最基础、最广泛的作用，而养生又是一项系统工程，贵在持之以恒，只有坚持不懈才能收到预期的效果。

（二）提倡精神养生

在飞速发展的当今社会，尤其是生活在城市的人们，有着不同程度的心理压力。如果长期得不到有效的解决，就可能引发心理问题。心理问题是诱发和产生亚健康疾病的重要因素，如果不能妥善处理，就会发展成为精神和心理疾病，如神经功能症或精神分裂症。如果我们患有多多少少的疾病，就应认真对待，及时治疗，尽量让自己活得轻松点、从容点、快活点，从而调整心态使之平衡，达到健康长寿。

心藏神，为一身之主。古书中曾指出：主明则下安，以此养生则寿，殁世不殆，以为天下则大昌；主不明则十二宫危，使道闭塞而不通，形乃大伤，以此养生则殃，以为天下者，其宗大危。所以，保养心神是养生之要义也。要保养心神，首先要重视七情的调节，勿使太过，才能使全身的阴阳平衡，达到正气存内，邪不可干的境界，这是养生防病的前提。中医强调，七情六欲引起的内伤是疾病发生的主要因素之一。如，过怒则伤肝，情志失节，心情失畅。恼怒与精神紧张都会伤肝，出现肝过亢的高血压。肝阳过亢，则可以化风、化火而出现高血压、中风症等脑血管意外症。忧思劳倦伤脾，劳心过度伤心，如心脾受损，久则导致痰浊上扰，亦则心脾失养、气血失畅，而冠心病遂生，影响健康长寿。

（三）五法助养生

养生必养神。淡泊明志，宁静致远。这是古人的格言，也是精神养生之大法。“精神养生”“治未病”的常用方法有很多。

1. 节制法是调和、节制情感，和畅性情，防止七情过极，达到心理平衡的精神调摄方法。情欲是人的情感和需要，如能适当克制，可以养生。如果放纵，可积久而引起体质偏颇，导致疾病的发生，因此要加强修养，豁达开朗，节制情欲，平和心态，注重养生，达到延寿。

2. 疏泄法是宣达、发泄不良情绪，防止情感过度压抑，恢复心理平衡的方法。如大哭一场，无拘无束地喊叫一阵，找亲人朋友倾诉，或把心中苦闷写在日记本中，都可以达到消除不良情绪的目的。

3. 转移法是通过一定方式积极避开刺激源，以转变情感投向，改变对不良情绪的注意力，使苦闷得以解脱的方法。以顽强的意志，理性地战胜性欲之感，做到淡然无欲或改变环境，参观游览以陶冶身心而使心态平衡。

4. 移情易性法是改变人的情志的方法。移情，即排遣情思，改变情绪的指向性；易性，即改易心志，排除内心的杂念和抑郁，改变不良情绪。古书有云：情志之郁，由于隐情曲意不伸……郁证全在病者能移情易性。

具体的排遣方法，如琴棋书画，可以陶冶性情，振奋精神，调节心理。根据不同人的心理、环境和条件，有针对性地采取措施，灵活运用，疏调情志，颐养精神，保持健康。

5. 运动移情法是通过运动以改变人的情志的方法。打球、爬山、跑步、散步、打太极拳等均能疏通气机，和畅气血，通筋活络，化解或发泄不良情绪，以保持心情愉快、精神饱满。

人的生、长、壮、老、已的生命过程与情志变化是相应的。不同的年龄阶段具有不同的体质状态，情志变化与之相应。例如：老年人体质日渐衰弱，为衰情衰志期，对情志的调摄应采取相应的方法和手段，使情志平和，心态平衡。人有喜怒哀乐、悲欢离合，各种情绪的产生和存在都有它的道理。如果一个人长期压抑不良情绪，不仅会影响心理健康，还会导致身体上的不适。另外，每个人的承受能力都是有限的，一旦情绪积攒到一定程度无从发泄，就会轰然倒塌，以致精神崩溃。所以，为了身体健康，要通过一定途径表达内心情绪，抒发内心的感情。特别是老年人，应多参加社会活动，多做善事，提高大脑的活动力，调节中枢神经系统，保持心态平衡。所以说，养生贵在持之以恒，坚持不懈，只有做到这些，才能达到健康长寿。

谈五行、五气

天有四时五行，以生长收存，以生寒暑燥温风（此言天之四时五行，成象成形者，而应乎阴阳也）；人有五脏化五气，以生喜怒悲忧恐。（此言人之五脏化生五气五志，有形无形者，而应乎阴阳也）

五气更立各有所胜，盛虚之变，此其常也。五运之气，五岁更立。太过之年，则胜己所胜，而侮所不胜，不及之年，则为己所不胜而胜之，己所胜而侮之，故各有所胜也。所胜之气，不务其德，则反虚其本，而复受其侮，此盛虚之变，乃理之常也。

何谓所胜？春胜长夏，长夏胜冬，冬胜夏，夏胜秋，秋胜春，所谓得五行时之胜，各以气命其脏。春应木，木胜土。长夏应土，土胜水。冬应水，水胜火。夏应火，火胜金，秋应金，金胜木。所谓得五行之主时而为胜也。春木合肝，夏火合心，长夏土合脾，秋金合肺，冬水合肾，各以四时五行之气以各其脏。何以知其胜？求其至也，皆归始春，未至而至，此谓太过，则薄所不胜，而乘所胜也，命曰气淫，不分邪僻内生，工不能禁。气至谓之至，气分谓之分，至则气同，分别气异。所谓天地正纪也。如所主岁运之气。惟太过淫胜而不分，则民之邪僻内生，虽有良工，不能禁也。至而不至，此谓不及，则所胜妄行，而所生受病，所不胜薄之也，命曰气迫。木火之气虚，则已所不胜之金气，薄而侮之也。名曰气迫，谓主气不及，而所胜所不胜之气，交相逼迫也。

阴阳者，天地之道也，万物之纲纪（总之曰纲，周之曰纪），变化之父母。物生谓之化，物极谓之变，生杀之末始。天以阳生阴长，地以阳杀阴存，神明之府也。阴阳不测之谓神，明者，阴阳合而灵显昭着也。治病必求于本。人之脏腑气血，表里上下，皆本乎阴阳，而外淫之风寒夏湿，四时五行，亦总属阴阳之二气。故于治病之气味，用针之左右，诊别色脉，引越高下，皆不出乎阴阳之理也。故称阳为天，称阴为地，阴静阳躁，地之阴主静而有常，天之阳主动而不息，阳生阴长，阳杀阴藏，阳化气，阴成形，寒极生热，热极生寒。

寒热乃阴阳之正气，寒气生浊热气清，清气在下，则生飧泄；浊气在上，则生䐜胀，此阴阳反作，病之从逆也。寒气下凝，故生浊阴，阳气在上，故生清阳。清阳为天，浊阴为地，地气为云，天气为雨，雨出地气，云出天气。阴阳之气上下相交，然后云行雨施而生万物矣。故清阳出上窍，浊阴出下窍。人之阴阳，犹云之升，雨之降，通乎天地之气也。清阳发腠理，浊阴走五脏。腠者，三焦能会元真之处。理者，皮肤脏腑之纹理。清阳实四肢，浊阴归六腑。饮食所生之清阳，充实于四肢，而浑浊者归于六腑也。

水为阴，火为阳，阳为气，阴为味，此以水火而徵兆，气味之阴阳也。味归形，形归气，气归精，精归化，精食气，形食味，化生精，气生形。味伤形，气伤精，精化为气，气伤于味，此论饮食之阴阳气味，以生精气之阴阳，而养此形。阴味出下窍，阳气出上窍。味有质，故下流于便泻之窍，气无形，故上出于呼吸之。味厚者为阴，薄为阴之阳。气厚者为阳，薄为阳之阴。此阴阳之中而又分阴阳也。味厚则泄，薄则通，气薄则发泄，厚则发热。味厚为阴中之阴，降也，故主发泄。气厚为阴中之阳，升也，故主宣通，气薄为阳中之阴，降也，故主发泄，气厚为阳中之阳，升也，故主发，此论气味之阴阳升降。壮大之气衰，少火之气壮，壮火食气，气食少火，壮火散气，少火生气。夫气为阳，火为阳，合而言之，气即火也，少阳三焦之气，生于命门，游行于中焦而主化，纳化水谷之精微，而生此精，以养此形。如五味太过，则有伤于气，而阴火太过，亦有伤于气矣。盖气生于精，而精之所生，由气之所化，形食其味，而味之入胃，亦由气化，以养此形，故气之不可伤也。故曰：壮火之气衰，少火之气壮，盖阳亢则火旺而生气反衰。阳和则火平，气壮而盛矣。如火壮于外则散气，火平于外则生气，故曰：相火为元气之贼。欲养此精气形者，又当平息其火焉。气味辛甘发散为阳，酸苦涌泄为阴。阴胜则阳病，阳胜则阴病。阳胜则热，阴胜则寒。用酸苦之味至于太过，则阴胜矣，阴胜则吾人之阳分不能敌阴寒，而阳分斯病也。用辛甘之味至于太过，则阳胜矣，阳胜则吾人之阴分不能敌阳热，而阴斯病也。重寒则热，重热则寒。苦化火，酸化木，久服酸苦之味，则反有木火之热化矣。辛化金，甘化土，久服辛甘之味，则反有阴湿之寒化矣。寒伤形，热伤气，气伤痛，形伤肿。阳化气，阴成形。寒则阴甚，故伤形。热则阳盛，故伤气。气无形故痛，阴有形故肿也。故先痛而后肿者，气伤形也，先肿而后痛者，形伤气也。形归气而气生形，阴阳形气之相合也，故气伤则转及于形，形伤则病及于气矣。以上论气味阴阳寒热偏胜之为病如此。风胜则动，热胜则肿，燥胜则干，寒胜则浮，湿胜则濡泻。风热，天之阳气也，寒燥湿，天之阴气也。此以下，天之四时五行，人之五脏五气，外感六淫之邪，内伤五志，亦有阴阳寒热之为病也。

天有四时五行，以生长收藏，以生寒暑燥湿风。此言天之四时五行，成象成形者，而应乎阴阳也。人有五脏化五气，以生喜怒悲忧恐。此言人之五脏化生五气五志，有形无形者，而应乎阴阳也。故喜怒伤气，寒暑伤形。喜怒由内发，故伤阴阳之气。外淫之邪，由皮毛而入于经络脏腑，故伤形。举喜怒而忧悲恐统知矣，举寒暑而燥湿风统知也。暴怒伤阴，暴喜伤阳。厥气上行，满脉去形。此言寒暑伤于外形，身之阴阳喜怒伤于内脏，气之阴阳也。喜怒不节，寒暑过度，生乃不固。故重阴必阳。此言天有四时之寒暑，人有五气之阴阳。合而论之，在天阴阳之邪，又由吾人之阴阳气化也，是以受天之阴邪而必阳也，受阳邪而必阴也。故曰冬伤于寒，春必病温，春伤于风，夏生飧泄。夏伤于暑，秋必痎疟。秋伤于湿，冬生咳嗽。秋冬，时之阴也，寒湿，气之阴也，冬伤寒，秋伤湿，谓之重阴，冬伤寒而春必温，秋伤湿而冬咳嗽，乃重阴而变阳病也。春夏，时之阳也，风暑，气之阳也。春伤风而夏伤暑，谓之重阳，春伤风而飧泄，夏伤暑而秋病痎疟，乃重阳而变阴病也。寒邪伏存，春时阳气外出，化寒而为温热也。暑气伏存，秋时阴气外出，化热而为疾疟也，天之阴阳，又出吾身之阴阳而变化也。

法阴阳奈何？阳胜则身热，腠理闭。热在表谓之腑，热在里为之仰。阴胜在腹，则谓之俯；阳胜在背，则谓之仰。齿干以烦冤，肾主精液，齿干则精液竭矣；心主血液，烦冤则血液枯矣。腹满，中焦之生气绝矣，能冬不能夏。然亦苟延于冬，而不能幸免于夏。阴胜则身寒汗出，阳虚，身常清。阴寒在表，数栗即寒；寒在里，寒则厥，表里俱寒，四肢皆冷；厥则腹满死，能夏不能冬。此阴阳更胜之变，病之形能也。乃阴寒偏胜之死证。得夏月之阳热，乃可救其阴寒。

阴阳易位，更虚更实，更逆更从，或从内或从外，所从不同，故病异名也。阳者，天气也，阴者，地气也。天包乎地，故阳外而阴内。故阳道实，阴道虚。阳刚阴柔，故阳道常实，阴道常虚。故犯贼风虚邪者，阳受之。食饮不节，起居不时者，阴受之。贼风，贼害之风也。虚邪，不正邪也。阳受之则入六腑，阴受之则入五脏。入六腑则身热不时卧，上为喘呼。入六腑者，谓阳明之行气于三阳，阳明病则六腑之气皆为之病矣，阳明之内，故身热不时卧也。胃者六腑之海，其气亦下行阳明逆不得从其故道，故不得以卧也。胃不和则卧不安，此之谓也。阳明气厥，则上为喘呼。入五脏则䐜满闭塞下为飧泄，久为肠澼。入五脏者，谓太阴为之行气于三阴，太阴病则五脏之气，皆为之病矣，总属太阴阳明之所主也。脾气逆则胀满，太阴为开，开折则仓廪无所输而为飧泄，久则为肠澼矣。故喉主天气，咽主地气。喉乃太阴呼吸之门，主气而属天也。咽乃阳明水谷之道路，属胃而主地。故阳受风气，阴受湿气。手太阴主气而主皮毛，故风气乘之。身半以下，足太阴阳明皆主之，故感地之湿气。故阴气从足上行至头，而下行循臂至指端。阳气从手上行至头，而下行至足。故曰：阳病者上行极而下，阴病者下行极而上，故伤于风者，上先受之，伤于湿者，下先受之。上先受之者，言邪气之中人也高，故邪气在上也。下先受之者，言清湿地气之中人也必从足始，故清气在下也。

经言阳虚则外寒，阴虚则内热，阳盛则外热，阴盛则内寒，余已闻之矣。不知其所由然也。此论表里阴阳有寒热虚实之别。阳受气于上焦，以温皮肤分肉之间，今寒气在外，则上焦不通，上焦不通则寒气独留于外，故寒栗。凡伤于寒则病热，得阳气以化热也，寒栗而不能为热者，上焦气不通也。阴虚生内热奈何？有所劳倦，形气衰少，谷气不盛，上焦不行，下脘不通，胃气热，热气熏胸中，故内热。夫饮食劳倦则伤脾，脾主肌肉，故形气衰少也。水谷入胃，由脾气之转输，脾不运行，则谷气不盛矣。上焦不能宣五谷之味，下焦不能生水谷之精微，胃为阳热之腑，气留而不行，则热气熏于胸中而为内热矣。阳盛生外热奈何？上焦不通利，则皮肤致密，腠理闭塞，玄府不通，卫气不得泄越，故外热。上焦为宗气之海，宗气积于胸中，上出于肺，以司呼吸，肺主气而上合于皮毛，于是上焦通利则育肤泽毛，有若雾露之溉，上焦不通，则皮肤致密，腠理闭塞，元府不通矣。元府，毛窍之汗空也。毫毛之腠理，闭塞，则卫气不得泄越，而为热矣。阴盛生内寒奈何？厥气上逆，寒气积于胸中而不泻，不泻则温气去，寒气独留，则血凝泣，凝则脉不通，其脉盛大以涩，故中寒。厥气上逆，下焦之阴阳厥逆于上也。阴寒之气积于胸中而不泻，则中焦上焦之阳气去，而寒气独留于上，寒则血凝泣而脉不通矣。阴盛则脉大，血凝泣故脉涩也。阳热去而寒独留，故中寒也。

阳气者，若天与日，失其所则折寿而不彰，故天运当以日光明，是故阳因而上，卫外者也。

因于寒，欲如运枢，起居如惊，神气乃浮，因于暑汗，烦则喘喝，静则多言，体若燔炭，汗出而散。因于湿，首如裹，湿热不攘，大筋软短，小筋弛长，软短为拘，弛长为痿，因于气，为肿，四维相代，阳气乃竭。

阳气者，烦劳则张，精绝，辟积于夏，使人煎厥。目盲不可以视，耳闭不可以听，溃溃乎若坏都，汩汩乎不可止。

阳气者，大怒则形气绝，而血菀于上，使人薄厥，有伤于筋，纵，其若不容，汗出偏沮，使人偏枯。汗出见湿，乃生痤痱。膏粱之变，足生大疔，受如持虚。劳汗当风，寒薄为皶，郁乃痤。阳气者，精则养神，柔则养筋，开阖不得，寒气从之，乃生大偻。陷脉为瘘，留连肉腠。俞气化薄，传为善畏，及为惊骇。营气不从，逆于腠理，乃生痈肿。魄汗未尽，形弱而气烁，穴俞以闭，发为风疟。

故风者，百病之始也，清静则肉腠闭拒，虽有大风苛毒，弗之能害，此因时之序也。能顺苍天清静之气，而调摄其元神，则肉腠固密，虽有大风苛毒，勿之能害。

故病久则传化，上下不并，良医弗为。故阳蓄积病死，而阳气当隔，隔者当泻，不亟正治，旦乃败之。病久者，邪留而不去也。传者，始伤皮毛，留而不去，则入于肌腠，留而不去，则入于经脉冲俞，留而不去，则入于募原脏腑。化者，或化而为寒，或化而为热，或化而为燥结，或化而为湿泻。盖天有六淫之邪，而吾身亦有六邪之化。久而传化，则上下阴阳不相交并。虽有良工，勿能为已。故病在阳分而蓄积至死者，以其病久而传化也。故病在阳分而良工当亟助阳气，以隔拒其邪，勿使其传化，隔者当泻却其邪，更勿使其留而不去也。若不急用此正治之法，皆粗工之败乃事也。

故阳气者，一日而主外，平旦人气生，日中而阳气隆，日西而阳气已虚，气门乃闭，是故暮而收拒，无扰筋骨，无见雾露，反此三时，形乃困薄。阴者，藏精而起亟也，阳者，卫外而为固也，阴不胜其阳，则脉流薄疾，并乃狂。阳不胜其阴，其五脏气争，九窍不通。

风客淫气，精乃亡，邪伤肝也。风为阳邪，客于肤表，则淫伤于气矣，阳气伤则阴寒精自出矣。风木之邪，内通肝气，主藏血，肝气受邪，则伤其血矣。此言阳为阴藏精血之固。因而饱食。筋脉横解，肠澼为痔。因而大饮，则气逆。因而强力，肾气乃伤，高骨乃坏。高骨，腰高之骨，腰者肾之腑，高骨坏而不转摇，肾将惫矣。

凡阴阳之要，阳密乃固，盖阳密则邪不外淫，而精不内亡矣。无烦劳则阳不外张，而精不内绝矣。两者不和，若春无秋，若冬无夏。因而和之，是为圣度。故阳强不能密，阴气乃绝。阳强，邪客于阳而阳气盛也。阳病而不能为阴之固密，则阴气乃绝于内矣。阴平阳秘，精神乃治；阴阳离决，精气乃绝。调养精神者，当先平秘其阴阳，唯圣人能敷陈其阴阳之和平也。

五病所发，阴病发于骨，肾为阴脏，在体为骨，故肾阴之病而发于骨也。阳病发于血，心为阳中之太阳，在体为脉，故心阳之病发于血也。阴病发于肉，脾为阴中之至阴，主体为肉，是以太阳之病而发于所主之肌肉也。阳病发于冬，肝为阴中之少阳，逆冬气则秦生者少，春为痿厥，故肝脏之阳病发于冬。阴病发于夏，肺为牝脏，逆夏气则奉生者少，秋为痿疟，故肺脏之阴病而发于夏也。五脏皆有所发之处，各有所发之因。

心肾不交与失眠

失眠多由心脏衰弱、肾亏多病、阴虚体弱、精血及肾阴不足、水不济火、心火亢盛引起。失眠造成神志不宁，引发心跳、心痛、胸闷、气短、呼吸困难、焦虑不安、恐惧、心悸、多梦、四肢不力、手足多汗、面色苍白、头痛头晕、食欲不振、心烦躁等。

失眠是以经常不得入睡为特征的一种疾病。古代文献称之为“不寐”“不得眠”也。其临床表现不一，有难以入睡，有睡而易醒，时睡时醒，甚至彻夜不能入眠等。顽固者，往往伴有头晕、头痛、健忘、怔忡等症。现代医学的神经衰弱表现的失眠、健忘，可参考本节有关内容。

一、病因病机

引起失眠的原因很多，如思虑劳倦，致心脾亏虚；心胆虚怯、阴虚火旺，致心肾不交；肝阳上亢，痰湿壅盛，致胃中不和等，均可导致心神不宁而失眠。它是由气血阴虚、脏腑功能失调，致阳不交阴或邪气扰乱所致。

1. 倦劳伤心脾：心伤则阴血暗耗，不能养神；脾伤则无以生化精，以致血虚不能上奉于心。心、脾损伤均会造成心神不安，夜不能寐或忽睡忽醒。若思虑忧郁日久及诸脏，精血内耗，彼此影响，久而形成顽固性的失眠。

2. 心虚胆怯：心虚胆怯的人，触事易惊恐。惊则神摇，恐则气下，以致神不宁而卧不眠。突受惊吓，情绪紧张，终日惕惕亦可致心虚胆怯而失眠也。

3. 心肾不交：素体阴虚、久病、精血衰弱之人，肾阴不足，水不齐火，心火亢盛，而致神志不宁，或肝肾阴亏，相火易动，或五志过极，心火内炽，不能下交于肾，均致心肾不交而失眠也。

4. 邪气忧神：素有湿痰之人，脾胃升降之机受阻，痰涎上逆，或胃中素有温热痰浊，上忧心神，均可致本病也。此外，亦可饮食失节，肠胃受伤，宿食停滞或积为痰热，壅遏中焦，致使胃气不和，而发生坐卧不宁，难于入眠也。

二、辨证施治

失眠有虚证和实证。有邪者多热，去其邪则神自安也，无邪者皆虚；应审其虚之所在而调治之。实证多因食滞痰浊壅遏胃腑，治宜消积化痰以和中。虚证多因气阴不足，治宜补气益阴以扶正也。

1. 心脾血亏

主证：多梦易醒，甚至彻夜不眠，心悸健忘，面色少华，舌淡苔薄，脉细弱。

分析：心脾亏损，血虚不以养心，以致心神不宁，神不守舍，故多梦易醒，彻夜不眠、健忘、心悸，血不上面，故面色少华，舌质淡。脾伤则饮食无味，生化之源不足，血少气衰，故体倦而脉细弱。

治法：补益心脾，养阴，养血，安神

药方：归脾汤或天王补心丹加减；

加减法：如兼见虚烦，舌红少苔，脉细数者，去黄芪、白术、龙眼肉加柏子仁、生地黄、麦冬、丹皮等。若心悸较甚，脉涩者，加肉桂。

2. 心虚胆怯

主证：失眠心悸，触事易惊，心中檐檐然，恐人将捕之，梦多，舌淡苔薄，脉弦细。

分析：心虚则神摇不安，胆怯则善惊易恐，故触事易惊，失眠，心悸，多梦，舌淡，脉弦细，为心虚证候。

治法：益气生血，养心安神

药方：仁熟散加补中益气汤。

加减法：若心虚有痰，梦中惊悸怵惕，宜用安神定志丸。若肝血不足，胆虚有热，咽喉干燥，虚烦不得眠，宜用酸枣仁汤，加茯苓、丹参、夜交藤等治之。

3. 阴虚火旺

主证：心烦不寐、躁扰不宁、心悸、腰酸。

分析：阴虚于下，火炎于上，故头痛、耳鸣、口干、津少、五心烦热、舌质红、脉细数，为阴虚火旺所致。

治法：滋阴清火，交通心肾、凉血。

药方：黄连知母饮加上清汤。如肝肾阴虚，肝阳偏亢，相火内动，见眩晕耳鸣，多梦，遗精者，用大补阴丸。

加减法：如火旺心燥加黄柏、知母、丹皮、远志、石菖蒲、枳实，重者加黄连、竹如连服几剂可痊愈之。

4. 湿痰壅遏

主证：寐不得安，呕恶，胸痞，苔腻滑。

分析：湿痰壅遏于中，则胸痞；脾胃升降之道受阻，浊邪上逆，则呕恶；湿痰中阻，胃气不和，则寐不安。苔腻、脉滑为内有湿痰的征象。

治法：燥湿化痰，和胃安神养肺。

药方：二陈汤加酸枣仁安神饮。

加减法：若心气不足，湿痰上逆者加人参、石菖蒲、远志、茯苓、麦冬。若口苦，苔黄腻脉滑数，为痰郁化热，轻者加枳实、枳壳、竹如，重者加黄连、黄柏。

论精与神

黄帝曾曰：余闻上古有真人者，提挈天地，把握阴阳，呼吸精气，独立守神，肌肉若一，故能寿敝天地，无有终时，此其道生。中古之时，有至人者，淳德全道，和于阴阳，调于四时，去世离俗，积精全神，游行天地之间，视听八达之外，此盖益其寿命而强者也，亦归于真人。其次有圣人者，处天地之和，从八风之理，适嗜欲于世俗之间，无恚嗔之心，行不欲离于世，被服章，举不欲观于俗，外不劳形于事，内无思想之患，以恬愉为务，以自得为功，形体不敝，精神不散，亦可以百数。法则天地，象似日月，辨列星辰，逆从阴阳，分别四时，将从上古合同于道，亦可使益寿而有报时。这说明古代思想哲学家早把自然界与人世间的“精与神”作出科学的结论。

一、精为万类之基，神为万物之灵

中国古代哲学思想把“精”视作天地万物之间基础。精气为物者，谓阴阳精灵之气，氤氲聚而为万物，精乃气之精也。故此处“精气”可视作为“精”。人始生，先成精，成立吾身者，即真阴之精也。这都说明了人的生命的由来，形体的成立，都有精的参与，精是人类形体生命的基础。“神”是客观存在的，其最广泛的含义即指自然界之神，从其范围来计包括整个宇宙万事万物之神。但内经终究是一部以人为研究对象的医学专著，人为万物之灵。天覆地载，万物悉备，莫贵于人。人类的生命活动是非常复杂的，其中的精神活动更是人类别于其他生命的特有生命现象。故而研究这一特有的生命象——“精与神”，成为医学者关注的大课题。

二、精与神的概念

《黄帝内经》中“精与神”的概念非常广泛，一般说来包括天地之精与神和人身之精与神两个方面。前者指自然界之主宰，而而后者有广义和狭义之分。广义的精与神是人类生命活动的象征和生命活动的主宰；狭义的精与神是指精神、思维、意识活动。人能完其精而神自旺，完其精而气自舒。精与神既然是反映事物本质属性的思维形式，正确理解精与神，须从精的本质属性出发。神是人类生命活动的主宰，它既派生出人体全部的生命活动，又具体指精神，则身健神旺，气充永寿，精力充沛。总之，人若要保持精健力强、五脏安和、耳聪目明，精力充沛是必要条件。

三、精与神的物质并不是抽象性

人之血气精神者，所以奉生而周于性命者也。阴平阳秘，精神乃治，阴阳离决，精气乃绝。说明精神、气血同为机体生命活动的基本物质。古书曾说，两神相搏，合而成形，常先身生，是谓精。既言运动着的物质的存在，又说明由于历史条件的限制，不知此物质为何，命之曰“神”。许多作者都指出了这一点。精、气、津、液、血都是维持人体生命的物质基础，如果过分耗散，就会引起各种病变。关于物质，十九世纪科学家曾认为一切占据某一空间、具有质量的东西都是物质。随着科学的进展，对物质又有了新的认识。认为物质是由粒子所组成，物质是能量的一种非常集中的形态。那么究竟物质是什么呢？现在也一言难尽。我们认为，定义对于科学来说是无价的，因为他们总是不充分的，唯一真实的定义是事物本身的发展，而这已不再是定义了……可是对日常的运用来说，在所有的定义中，一般的同时也是最有特色的简短解释，常常是有用的，甚至是必要的。现在虽然不便给物质下个确切的定义，但是仍然可以说电磁场是物质。

四、精与神的生存关系

人是生命形成之始。生之来谓之精，两精相搏之神。神是男女媾精后的产物，伴父母之精的结合而蕴育。神来源于先天之精，随着新生命的产生和成长，这种特有的生命现象便日益成熟、活跃和旺盛。随神往来者之魂，所以任物者谓之心，心有所忆谓之意，意之所存谓之志，因虑而处物谓之智。这里所说的魂魄是指心理活动现象，表明了人的精神、思维和意识活动由简单到复杂，从低级到高级的发展过程。必须保护各部生理的正常活动，特别是精、气、血、神四者，更是生命存亡的关键。因精是生命活动的主宰（主要指大脑、中枢神经的功能），气血是维持生命活动的主要物质。人以天地之气生。天地之气是什么？天食人以五气，地食人以五味……气和血生，津液相成，神乃自生。故神者，水谷之精气也。可见神的发育有赖于天地之气（即水谷精微）的滋生。由此说明人体的精与神是相互依存，相互作用的关系。神是来源于先天父母之精而又赖于后天水谷精微滋养，主宰生命活动的物质。

五、精与神相关

中医学对“精与神”的认识，明显地受到道家思想的影响。毋劳汝形，毋摇汝精，乃可以长生。静身以安神，保气以存精。神全之人，不虑而通，不谋而当，精照无外，志凝宇宙，若天然也。体合于心，心合于气，气合于神，神合于无……这些理论常被我们中医学者所运用。精神这种物质不能脱离形体而独立存在，它反映了生命运动本身所固有的客观规律，包括知、情、意等心理活动现象，也包括以物质能量代谢为主的生理活动现象。形者神之体，神者形之用，无形则神无以生，无神则形不可活。虽神随精气而生，然所以统驭精气。精气与神之间含有相互依存，相互为用的辩证统一观。传统中医把人体视为一个以脏腑、经络、营卫、气血、精神为内在联系的有机整体，同时强调人体与自然界和社会的关系，其中特别重视精神因素对人体的影响。这种观点体现在中医理论与治疗的全过程中，同时也应辨识精神的得失，以推断疾病的预后转归，形成中医独特的医疗体系。

六、精与神旺壮寿，精与神衰则病夭

古人言，精神，精神，无精则无神。肾生精，肾藏精，包括先天之精和后天之精。先天之精是禀受父母构成胚胎的原始物质，是生长发育的先天之本，同时也是指人体本身繁衍后代的生殖之精。两神相搏，合而成形，常先身生，是谓精。后天之精是有生命之后，吸取食物营养，五谷精微化生的物质——精气，即是神，精神也。人体是靠先天之气和后天之气即“精与神”来维持生命的，我认为后天之气来源于饮食之精微，经过脾胃作用形成水谷之气，然后由脾上输入肺，在肺与呼之

气相结合，再输布全身，在各脏腑内形成脏气。进行生理活动的基本功能是气化作用，脏腑和一切组织的生理功能都是气化的作用表现。这样，肾气充实，功能健旺，阴阳平衡，也就精气充沛，神气倍增。

病夭之由，首责之于精亏神败。病邪之中人，固因精气不足，内伤杂病，更与精的衰败有关。古书曰：五脏主藏精者也，不可伤，伤则失守，而阴虚，阴虚则无气，无气则死矣。孙思邈曰：精极（竭）者，通主五脏六腑之病候也。凡此种种，皆是强调精伤与疾病有着必然联系。至于伤精之因，无出七者之外，先天不足，饮食失节，劳倦过度，五志过极，好色滥施，天年所赋，久病损精。

医家除采纳道家修性养精之外，尚重视药食益，肾填精。精不足者，补之以味。好谷肉果菜，食养补精。但绝大多数医家及临床医生习惯以厚味之品，如地黄、麦冬、枸杞、冬虫、夏草之类来益肾填精。张景岳从理论上阐述了治损必用填精，填精当用厚味也。如，善治病者，可不先治此形以为兴复之基乎！形即精血，欲治形身者，必以精血为先。但也有医者主张肾精不足者当以地黄、鹿茸等药品填精。医者叶天士认为填精必须投以血肉有情之品方可同气相求，故善用鹿茸、龟板胶、阿胶、人乳、团鱼、骨髓之品来填精亏神损之患者。古人曾曰：恬惔虚无，真气从之，精气内守，病安从来。

可见疾病的发生与神的守藏有关系。怎样藏神呢？静则藏神，躁则消亡，即静养也。神病必殃及于形，而精病亦祸及于神。病于形者，不能无害于神，病于神者，不能无害于形。精与神的异常在疾病的发生中是处于主导地位的。据医学资料报道，精神因素致病的发病率很高，严重威胁人类的健康。如心血管病、脑血管病、肿瘤、神经官能症等很多病都是由于精神异常所造成的。临床实践证明，不良的精神状态和情绪变化，使机体免疫力下降，中枢神经功能紊乱，经脉受阻，阴阳失调，脏腑失常，造成人们不断出现各种病症。我们中医工作者不断地探索、实践，总结经验吸取精华。所以历代医家都提出了守神养精的观点。一日治神，二日知养身，保神以安身等成为人们追求的健康理论。

郁证的五脏论

郁证病机病因是五脏气机阻滞不畅、气血津液运行不通或紊乱而致，所以要从五脏气机失调认识郁证。从《黄帝内经》对郁证的认识，根据五脏的功能特点，抓住主要症状，辨证论治，并介绍其治疗心郁、肝郁、脾郁、肺郁、肾郁的临床经验。从《黄帝内经》提出木郁、火郁、土郁、金郁、水郁五脏之郁及其木郁达之，火郁发之，土郁夺之，金郁泄之，水郁折之的治疗原则以来，历代医家阐释《黄帝内经》要旨，对郁症的认识各有千秋，归纳起来有三郁、五郁、六郁、情志之郁等。我们认为郁证的病因虽然错综复杂，但从其病机来说，是五脏气机阻滞不畅，气血津液运行紊乱所致，所以我们应从五脏气机失调这个角度去认识和辩论。

我们从细分析，所谓的木、火、土、金、水五郁，若按五脏与五行关系的配属，本指心、肝、脾、肺、肾五脏。因为《黄帝内经》所云的五郁证候，多数皆与五脏本身的气机紊乱有关。如土郁之发，民病心腹胀，则是脾气不升，脾阳不振引起的一系列病状。另外四郁的主要病状，均与其他四脏的气机阻滞有密切的联系。因此五气之郁可以称作是五脏之郁也。

至于水、火、痰三郁与气、血、痰、热、湿、食六郁，则与五脏的病理改变相关。如心在五行属火，内寓君火，主血和神志，一旦心气郁滞，就会导致气滞血瘀，郁久则生热化火，发生火郁或血郁；肝在五行属木，主疏泄，喜条达，调畅气机和情志，一旦肝气郁结，就会导致气机失调，发生气郁，或郁久就化火而成火郁；脾在五行属土，主运化水湿，升发清阳，一旦脾气壅滞，就会影响运化功能，导致饮食不化，水湿停聚，发生食郁、湿郁，若郁热煎熬，津液成痰，发生痰郁；肺在五行属金，主一身之气，有宣发、肃降功能，一旦肺气遇阻，就会影响气机畅通，从而发生气郁、痰郁；胃在五行属水，主一身之液，一旦气机郁滞，就会影响气化功能，水液代谢障碍，发生水郁、湿郁也。

如果从诸郁的发生与五脏的关系来说，气郁的发生与肺、肝、脾三藏有关，因肺主气、肝调气、脾生气；血郁的发生则与心、肝、脾三藏有关，因心主血、肝藏血、脾统血；湿郁的发生与脾肾两脏有关，因脾运化水湿、肾主水；痰郁的发生与脾、肺两脏有关，因脾为生痰之，肺为贮痰之器；食郁的发生与脾、胃有关，因脾气运化，胃主受纳；火郁的发生与心、肝两脏有关，因心为火脏，肝寓相火，而火与热的关系是：火为热之极，热为火之渐，同属一源。且诸郁日久，亦可生热化火，产生虚火与实火。据此可见，无论是三郁或六郁的发生，均与五脏功能失调有直接关系。

而情志之郁的发生，与五脏的关系更是不言而喻。因为人的精神情志变化与五脏的生理活动极为密切，如心志喜、肝志怒、脾志思、肺志悲、肾志恐等。所谓的五志七情病变，均可用五脏病机来加以阐释。清代医家李用梓把五脏郁证概括为：心郁则昏昧健忘；肝郁则胁胀嗳气；脾郁则中满不食；肺郁则干咳无痰；肾郁则肢胀淋浊，不能久立。虽然郁证兼症较多，但只要根据五脏的功能特点，抓住主要症状，就能执简驭繁，求得辨证论治的一致。现根据我们医者的临床实践，提出从五脏论治郁证的观点。

1. 心郁：由于思虑伤心，导致心阳不足，影响心气不畅，从而出现心郁病变。证见面色苍白，心慌气短，昏昧健忘，自汗乏力，或失眠多梦，脉象细弱或结代，舌淡苔薄等。治宜温补心气，方用保元汤加减。药用黄芪、党参、玉桂、生姜、甘草、茯苓、丹参、瓜蒌仁、薤白治之。如心火上炎，移热于小肠就会发生口舌糜烂，小便淋涩痒痛，则宜清心泻火。方用黄连、栀子、导赤散，即用黄连、栀子、生地黄、木通、生甘草、竹茹治之。

2. 肝郁：由于情志抑郁，或突然情绪受到强烈刺激，使肝失疏泄，气机郁结，从而出现肝郁病变。证见面色发青，两胁肿痛，时欲太息，呕吐酸水，脉象弦或数，舌苔白或黄。治宜疏肝解郁，方用柴胡疏肝散，柴胡、杭芍、枳实、枳壳、香附、砂仁、川芎、当归、甘草，再加佛手、郁金、白术治之。若肝郁化火，则用龙胆泻肝汤治之。

3. 脾郁：由于忧思伤脾，脾气不升，清阳不振，使脾运化功能失调，水湿痰食停滞，从而出现脾病变。证见面色萎黄，脘腹痞满，恶心呕吐，食少、便溏，甚则痰多、水肿，脉象濡缓，舌质淡胖、苔腻。治宜健脾益气，方用香砂六君子汤加减，方药：党参、白术、茯苓、甘草、陈皮、半夏、木香、砂仁、神曲、白芍、麦芽、山楂。痰多者加杏仁、紫菀。水肿者加车前子。

4. 肺郁：由于外邪侵袭或痰浊阻肺，使肺气不利，影响气机升降，上不能宣发，下不能通调水道，从而发生肺郁病变。证见面色苍白，咳嗽气短，咯痰胸闷，甚至寒热、水肿。脉相浮紧或滑数，舌质淡，苔白或黄。治宜宣肺化痰，方用止嗽散加减，药用桔梗、荆芥、紫菀、白前、前胡、杏仁、甘草、陈皮。如气喘，加川贝、半夏、紫苏、远志。如有风热者，加黄连、黄芩、双白皮治之。

5. 由于肾火衰微，不能化气行水，使肾气不足，从而发生肾郁病变。证见头晕目眩，腰膝酸痛，夜间尿频，或头面浮肿，脉象沉细，舌淡苔白。治宜温补肾阳，健肾通络。方用济生肾气汤，药用生地黄、山药、山萸肉、泽泻、茯苓、桂枝、炮附子、牛膝、车前子、女贞子，再加补骨脂治之。若是肾阴虚证，可加知柏地黄汤滋阴降火。

总之，郁证变证较多，我们临床必须以脏腑辨证，才能辨别病因病机，掌握病情变化，采取相应治疗措施，获得满意的治疗效果。

谈中医理论与五行学说

天人相应整体观是祖国医学认识自然界的发展规律，认识人体的正常活动与病理变化的指导思想。五行是指气的五种运动方式。五行是通过仰观天文，俯察地理，中知人事的研究方法，揭示出自然界一年之中气的运动变化规律。从物质和气候观察，春季是气的展放运动控制或主导着自然界的生命活动，便名以“木”气；夏季是气的上升运动控制或主导着生命活动，便名以“火”气；秋季是气的内收运动控制或主导着生命活动，便名以“金”气；冬季是气的潜降运动控制或主导着生命活动，便以名“水”；而长夏是气的平稳运动控制或主导着生命活动，便名以“土”气。

五行之间，以季节为序，相资生、相养助，叫五行相生；五行之间，以季节相间为序相制约、相抑制，叫五行相克。有相生则不会导致某行的不足，有相克则不会造成某行的太过，从而保证了一年之中气机变化的稳态。《黄帝内经》把五行和阴阳并列起来，都看成化育生命的本源。五行学说是古代人类研究大自然的运动和变化规律的学说，是研究生命起源、生命运动规律的古代自然科学学说。五行是中医理论的重要内容之一，我们根据《黄帝内经》和其他古籍的记载，从气的运动方式，讨论五行的基本概念。五行是提示天地之间四季气的运动变化规律，揭示人与自然的内在联系，揭示人体各器官气机特征和相互联系的学说。在五行学说中，木火土金水这五个字已由具体的五种物质或材料的原义，升华到五种气的运动形式的高度，已由形而上的水平，上升到研究万物万事普遍规律的形而上的水平，也就是由“器”的水平上升到了“道”的水平。

一、五行非五材

所谓五行，是指木、火、土、金、水，但若按其字义理解为五种具体的物质、材料，充其量只能叫五材，而不能称五行。“五材”的概念，古已有之。古书中就有天生五材，民并用之，废一不可的说法，也有水火者，百姓之所饮食用也；金木者，百姓之所兴作也；土者，万物之所资生，是为人用的记载，指的都是五材，五种具体的物质和材料的范畴。

五行的“行”字古书有云，人之步趋也，也就是迈步行走的意思，进而可引申为行动、运行、运动。所谓“五行”应是指自然界的五种运行方式，或说是五种运动形式。汉代的书籍有云，言行者，欲言为天行气之义。意思是说，用“行”字，是用来表述大自然之中气的运动，运行方式的。汉代董仲舒说得更清楚，天地之气，合二为一，分为阴阳，判为四时，列为五行。行者，其行不同，故为五行。比相生而间相胜也。显然是说，五行是指天地之气的运行，有阴有阳，才有了四季，有四季才有了五行。之所以用“行”字，是因为天地之气的运行方式不同，五行之间以季节相邻的次序相生，以季节相间的次序相胜，也就是相克。古书所云，天有四时五行，以生长收藏，以生寒暑湿暴风，也是把四季和五行联系起来的。在《黄帝内经》里把五行叫作“五运”，这些都说明五行是揭示天地之间四季气的运动变化规律，指示人与自然的内在联系，揭示人体各器官气机特性和相互联系的学说。因此在五行学说中，木火土金水这五个字，已由具体的五种物质或材料的原义升华到五种气的运动形式的高度，已由形而下的水平，上升到形容万事万物普遍规律的形而上的水平，也就是由“器”水平上升到了“道”的水平。这是朴素唯物主义和自发的辩证法。

二、五行的属性和归类

伴随着天空的斗转星移，伴随着地面上春、夏、长夏、秋、冬季的更替。大自然的气机进行着展放、上升、平稳、内收、潜降这样有序的运动和变化，古人分别用木、火、土、金、水来代表它们的运动特性，这就叫“五行”。五行所代表的气的运动形式和特性各是什么？将自然界万物用五行进行归类的依据是什么？古人是用仰观天文，俯察地理，中知人事的方法来研究的。

地球的自转和公转，使生活在北半球的华夏先人，在傍晚仰望星空时很容易观察到北斗七星的周日视运动和周年视运动。当北斗七星的斗柄在傍晚时分指向东时，地面上即是春季；指向南方时即为夏季；指向西方时即为秋季；指向北方时即为冬季。这就是四方和四季相对应的来历。东汉张仲景在《伤寒杂病论》中，就有四时八节二十四气七十二候决病法，记述了斗柄指向和四季，八个大节（立春、立夏、立秋、立冬、冬至、夏至、春分、秋分），二十四气以及七十二候的关系。可见以观察北斗星斗柄的指南，来确定四季和节气的方法，是由来已久而且也是很精确的。这在《伤寒杂病论》中称为“斗历”，是有科学哲理的。

仰观天文，斗柄指东，俯察地理，地面为春。在这个季节，微风和煦，冰雪消融，种子生根、发芽，草木根须下伸、枝叶上展。蜷曲成团而冬眠的熊在春风的呼唤下，爬出了山洞，伸伸腰肢，一派舒展之相；盘成圆盘而冬眠的蛇，被春风唤醒，伸展身体，慢慢爬出洞，开始一天的新生活……从物候的观察到古人关于春季阳气陈布、散发、发陈的论述，皆提示春季是气候的展放、疏泄运动控制或主导着自然界一切生物活动的季节。因树木的根须和枝条皆喜展放，故古人便将气的展放、疏泄运动形式，以“木”来命名。因此“木”在五行中，并不是指具体的树木或木材，而是代表自然界在春季的气的展放疏泄运动。天有五行，人有五脏，在中医学里，称肝和春气相应，也就是说肝的生理特性和木气的疏泄展放之气相应。临床通过调肝舒肝，在上可以治疗心肺疾病，在下可以通便、利尿，可以治疗妇科病疾，都是利用肝主疏泄展放的功能。但有的书上说肝主“升”，春气主“升发”，这就值得商榷了。而肝主生，春气主生发、展放，这是《黄帝内经》的本义也。

斗柄指南，地面为夏，气候炎热，草木在地下的根须长势明显减缓，而在地面上的枝叶则繁茂生长，动物更加活跃，自然界一派欣欣向荣、蒸蒸向上的景象。从物候观察到古人关于阳气至夏洪盛，夏气扬蕃秀之令，万物蒸蒸向上，养长之道的论述，皆提示在夏季，是气的上升运动控制或主导着自然界一切生物的生命活动。由于火性上，故以“火”字来命名。因此主升的火气，而不是木气，木气的运动一旦由“生”变成“升”，那就是木郁化火，郁火上炎，那就是病态了。

斗柄指西，地面为秋，气候凉爽干燥，草木枝叶枯萎，根须末端干枯，养分向主干内收，向果实和种内贮藏，冬眠的动物此时在体内积聚了大量脂肪，以致显得臃肿肥胖，以便等待严冬的到来，进入冬眠的状态后，慢慢利用这些能量。从物候的观察到古人关于至秋要收敛神气，养收之道，秋气正收敛之令的论述，皆说明在秋季，是气的内收。收敛运动控制或主导着自然界一切生命运动。由于金属密度大，象征着收敛密集，故以“金”来命名也。

斗柄指北，地面为冬，气候严寒，万物闭藏，种子深藏土中，生机潜闭，处于滞育状态，冬眠的动物深居洞中，基础代谢降至最低水平。从物候观察到古人关于冬季地户闭塞，阳气伏藏，阳气下沉，地气下降，冬气正养藏之令的论述，皆提示在冬季，是气的下降，潜藏运动控制或主导着自然界一切生物的生命活动。由于水性就下，象征着下降、潜藏，故以“火”来命名也。

大春至夏，是由木气的展放到火气的上升，为气的阳性运动；由秋到冬，是由金气的内收到水气的潜降，为气的阴性运动。其间由阳转阴，需经由夏秋之交的转折过渡，此时中医称之为“长夏”。在长夏暑热未去，阴雨连绵，气候闷热潮湿，此时草木枝端长势减缓，已经开花结果，正在化育种子和果实；动物孕育胎儿，繁育后代，已不如春夏求偶交尾之活跃，此时是平稳运动的气控制或主导着自然界一切生物的生命运动。也就是气的展放和内收运动相均衡，上升与下降运动相均衡，保持了一种动态的稳定，而土性最为敦厚平稳，于是便用“土”字来命名。

其实由春季木气的展放，转为夏季火气的上长升；由秋季金气的内收，转为冬季水气的潜降；由冬季水气的潜降，转为春季木气的展放，都存在着平稳过渡的一段时间，于是《黄帝内经》就提出土旺四季的说法。所谓土旺四季是指一年四季每一季的最后 18 天，都是平稳运动的土气占主导的地位。伴随着天气的斗转星移，伴随着地面上春、夏、秋、冬季节的更替。大自然的气机进行着展放、上升、平稳、内收、潜降这样有序的运动和变化，古人分别用木、火、土、金、水来代表它们的运动特性，这就叫五行。当然，季节更替的决定因素，和地球绕太阳公转时地球到太阳距离的周期性变化相关，并不取决于北斗七星斗柄的指向，斗柄指向只不过是观摩天象的参照物罢了，但却是五行归类的内容之一。

五行的生中有克、生克制化，保证了一年之中气机变化的稳定状态。只有这样的稳定状态，经过几十亿年的氤氲衍化，才化育了万紫千红的生命世界，所以所有的生命都被打上了五行的烙印。五行之间，以四季为序，相资生、相养助、相促进，这叫五行的相生，也就是古书中所说的比相生。春季木气的展放，为夏季火气的上升创造了条件，叫木生火；秋季金气的内收为冬季水气的潜降提供了前提，叫金生水；火气升至极点，必将停止上升转为稳定，叫火生土；长夏土气的平稳随着秋季的到来，则将转为金气的内收，叫土生金；而冬季水气潜降，生机闭藏，则为来春季木气的疏泄展放蓄积保存了能量，这就是水生木。

五行之间，以季节相间的次序相制约、相抑制、相克制，叫五行的相克，也就是古书中所说的间相胜。如木气的展放，抑制土气的过度平稳，以防其壅实内收倾向过早出现，叫木克土；土气平稳，可制约水气的过度潜降，叫土克水，水气的潜降抑制着火气的过度上升，叫水克火；火气的上升，抑制着金气的过度内收，以防其过早沉降，叫火克金；金气的内收，制约着木气的过度展放，叫金克木。

我们对五行生克的解释，也有从五材之间的关系来论述的，如古书中所说，木得金而伐，火得水而灭，土得木而达，金得火而缺，水得土而绝，万物尽然，不可胜竭。又如古书所云，木生火者，木性温暖，火伏其中，钻灼而出，故木生火，火生土者，火热故能焚木，木焚而成灰，灰即土者，故火生土等等。表面看来，很是机械，甚至十分牵强，但从古书所言，万物尽然，不可胜竭来看，应是以五材之间的关系来代言五行的生克规律。清代医家黄元御说得十分明白，其相生相克，皆以气而不以质也，成质则不能生克矣。黄氏所说的“气”，就是指气的运动，“质”则指具体的材料或物质。故黄氏进一步说，相克者，制其太过也。木性发散敛之以金气，则火不过炎；土性濡湿，疏之以木气，则土不过湿；金性收敛，湿之以火气，则金不过收；水性降润，渗之以土气，则水过润。皆气化自然之妙也。虽然在有此细节上和前面的解释有所不同，但精神是一致的，皆是从气的运动形式之间的养助、制约关系来认识五行生克的本质。五行之间，有相生则不致导致某行的不足，有相克则不致造成某行的太过。生中有克，克中有生，生克制化，从而保证了一年之中气机变化的稳定状态。只有这样的稳定状态，经过几十亿年的氤氲衍行，才化育了万紫千红的生命世界，所以所有的生命都被打上生命的烙印。于是植物有了生长化收藏的生命节律，动物有了生命、生长、壮、老、已的生命过程。古书有云，夫五运阴阳者，天地之道也，万物之纲纪，变化之父母，生杀之本治，神则之府也，可不通乎！把五运也就是五行和阴阳并列起来，都看成是生育生命的本源。

古书云，夫天布五行，以运万类，人禀五常以有五脏，经络府俞，阴阳会通，玄冥幽微，变化难极……尽管有人认为这段话可能是衍文，不一定是张仲景师的原话，但肯定不是现人的话或说法，可见古人显然没有把五行当作地球上的五种具体材料、物质或元素，而把五行看成是化育和支配万事万物气的运动规律，甚至称其为“五常”。

由于五行学说是在漫长的历史过程中逐渐形成的，在其形成的过程中，出现不同的观点，甚至在运用五行对自然界以及人体脏腑器官的分类上出现不同的认识，这完全可能并且客观存在，而且是可以理解的。何况道家、学家、兵家、儒家根据各自学派之所需，对五行学说进行附会改造，这也都是历史事实。但是中医学的五行学说和阴阳学说一样，原本是古代人类研究天地大自然的运动和变化规律的学说，是研究生命的起源、生命运动规律的古代自然科学学说，中医学是依据自然规律和生命规律来预防和诊治疾病的。我们中医学理论研究五行学说应结合马克思主义，辩证唯物主义观点、方法和结合实事求是的科学理论去探讨、评论，再加以实践，从而达成认识五行学，使中医者的治病从实践再到实践的最终目的。

《黄帝内经》谈影响情志的因素

中华医学历史悠久，源远流长。中医学论的情志是指喜、怒、忧、思、悲、惊、恐等七种情绪，又称“七情”，是人的精神意识对外界事的反应。中国古代有关情志学说并非只有中医一家，儒家、道家也谈情志，也谈七情，即喜、怒、衰、惧、爱、恶、欲，指的是人的七种本能。佛教的七情指喜、怒、忧、惧、爱、憎、欲，认为七情乃是是非之主，利害之根。《黄帝内经》有大量关于情志的论述，成为中医学情志学说的基础，并对影响情志的因素从十个方面做了论述和简要的分析。

一、情志与脏腑的关系

《黄帝内经》论述最多，既有讲生理的，也有讲病理的。天有四时五行，以生长收藏，以生寒暑燥温风。人有五脏化五气，以生喜怒悲忧恐。天有五行御五位，以生寒暑燥温风。人有五脏化五气，以生喜怒思忧恐。尽管两段话有一定的出入，但都是强调正常情况下发于五脏。其心刚，刚则多怒，怒则气上逆。说明五脏强弱与情志活动的相关性。《灵枢·九针论》则论述了脏腑功能异常时情志病变的一般规律，云：精气并肝则忧，并心则喜，并肺则悲，并肾则恐，并脾则畏，这是谓五精之气，并于脏也。古书中也有类似论述：精气并于心则善，并于肺则悲，并于肝则忧，并于脾则畏，并于肾则恐，是谓五并，虚而相并者也。尽管上述脏腑功能对情志活动的影响。

二、手厥阴，足少阴影响情志

关于经络与情志的关系，《黄帝内经》从情志损伤经络导致情志异常两个方面展开讨论。《黄帝内经》云：悲哀太甚，则胞络绝，胞络绝，则阳气内动，发则心下崩，数溲血也。指出情志过极可以损伤胞络，从病理的角度阐述了经络与情志的关系。《黄帝内经·素问·缪刺论》则强调了经络的异常可导致情志的变化，云：邪客于足少阴之络，令人嗌痛，不可内食，无故善怒，气上走贲上。心主手厥阴心包络之脉……是动则病手心热……甚则胸胁支满，心中憺憺大动，面赤目黄、喜笑不休。肾足少阴之脉……气不足则善恐，心惕惕如人将捕之，是为骨厥。指出手厥阴心包经、足少阴肾经均可影响情志活动也。

三、情志气血相互影响

气血是情志产生的物质基础，《黄帝内经》云：血有余则怒，不足则恐。从气血盛衰阐述了血与情志的关系。该篇又从气血运行的角度论述了气血对情志的影响，谓：血并于阴，气并于阳，故为惊狂。血并于阳，气并于阴，乃为炅中。血并于上，气并于下，心烦惋善怒。血并于下，气并于上，乱而喜忘。这是说明气血影响情志的几种情况。

《黄帝内经》还有大量情志影响气血的论述，如大怒则形气绝，而血菀于上，使人薄厥。说明情志对血的影响。怒则气上，喜则气缓，悲则气消，恐则气下，惊则气乱，思则气结之说，则说明情志对气的影响。上述经文从情志过极的病理表现入手，反证了情志与气血相关的理论。

四、情志损伤阴阳，阴阳影响情志

阴阳盛衰影响情志的论述见于《黄帝内经·素问·病能论》和《灵枢·行针》。阳气者，因暴折而难决，故善怒也，病名曰阳厥。说明阳气者暴折可见善怒。多阳者，多喜；多阴者，多怒。说明阴阳盛衰是个体多喜或多怒的原因。对“多阴”和“多阳”的解释较为普遍的观点是指明阴精和阳气。因为《黄帝内经·素问·疏五过论》在讨论情志对机体的影响时，提到暴乐暴苦，始乐后苦，皆伤精气，精气竭绝，形体毁沮。暴怒伤阴，暴喜伤阳，可与本篇形成呼应也。

情志影响阴阳的论述《黄帝内经》更多，如大惊卒恐，则血气分离，阴阳破败，经络厥绝，脉道不通，阴阳相厥，卫气稽留，经脉虚空，血气不次，乃失其常也。阴气者，静则神藏，躁则消亡。故喜怒伤气，寒暑伤形，暴怒伤阴，暴喜伤阳。都是讨论情志损伤阴阳，这也说明阴阳可以影响情志也。

五、神是生命活动的主导

神有余则笑不休，神不足则悲。说明喜怒与神相关。究竟神是什么，该篇并没有明确说明，但进行了解释。黄帝曰：何者为神？岐伯曰：血气正和，营卫已通，五脏已成，神气舍心，魂魄毕具，乃成人也。这段话所表达的意思可以分为两个层次，一是神是以五脏已成，血气营卫和调为基础才能形成，说明形体是神形成的前提；二是只有神气舍心，魂魄毕具，具备了五脏气血的形体才能成为真正意义上的人，说明神是生命活动的主导。后世医家据此将神定义为广义和狭义两种，广义的神指整个生命活动的外在表现；狭义的神指精神意识思维活动。

六、不同年份的运气会影响情志

运气学说是《黄帝内经》理论体系中的重要组成部分，主要研究每一年的气候变化与人体生理病理活动的关系，常以阴阳五行学说解释不同年份的气候特点，如太阳司天、岁木太过等。《黄帝内经》认为不同年份的运气会对人的情志产生影响。如太阳司天，寒邪所胜，则寒气反至，水且冰，血变于中，发为痈疡。民病厥心痛、呕血血泄鼽衄，善悲，时眩仆。这说明在“太阳司天”的年份，人们的情志常常表现为“善悲”。又如岁木太过，风气流行，脾土受邪。民病飧泄，食减体重，烦冤、肠鸣、腹支满，上应岁星，甚则忽忽善怒……岁土不及，风乃大行，化气不令，草木茂荣。飘扬而甚，秀而不实，上应岁星。民病飧泄霍乱，体重腹痛……善怒。这说明烦闷、善怒等情志变化与该年运气的“木太过”“土不及”有关。

七、情志与月亮联系密切

《黄帝内经·素问·八正神明论》篇论述了月亮与气血的关系，谓月始生则血气始精，卫气始行；月郭满则血气实，肌肉坚；月郭空，则肌肉减，经络虚。说明人体气血可以随月亮的圆缺而发生盛衰变化。气血是情志活动的物质基础，因此情志与月亮之间可以气血为中介构成密切联系，临床常可见到满月时精神气质方面的疾病病情加重，正常人出现容易激动，生理机能兴奋性增高等变化。这种现象也引起了现代医学的关注，如：美国精神病学家利伯认为，人体每一个细胞都有微弱的电磁场，月亮产生的强大电磁力能影响人们的荷尔蒙、体液和电解质平衡，引起情绪和生理发生相应的变化。

八、不同体质活动有差异

《灵枢·通天》提出被后世称为“阴阳五型人”的学说，即按人格特征把人分为太阳、少阳、少阴、太阴和阴阳平和等五大类型，其中少阴之人，小贪而贼心，见人有亡，常若有得，好伤好害，见人有荣，乃反愠怒……阴阳和平之人，居处安静，无为惧惧，无为忻忻，宛然从物，或与不争，与时变化，尊则谦谦。其中少阴之人见人有等，乃反愠怒，而阴阳和平之人则无为惧惧，无为欣欣，宛然从物。不同体质情志活动的差异，跃然纸上。

九、年龄是造成情志异常的初始有原因

情志异常与年龄是有一定关系的，《黄帝内经》云：五十岁，肝气始衰，肝叶始薄，胆汁始减，目始不明；六十岁，心气始衰，苦忧悲，血气懈惰，故好卧；七十岁，脾气虚，皮肤枯；八十岁，肺气衰，魄离，故言善误；九十岁，肾气焦，四脏经脉空虚；百岁，五脏皆虚，神气皆去，形骸独居而终矣。这段话以十年为周期，详细介绍了衰老过程中，脏腑功能衰退的次序和表现。其中六十岁时情志表现以忧悲为主，虽然属于脏腑功能衰退范畴，但年龄又是心气衰的原因。因此从根本上说，年龄才是造成“苦忧悲”这种情志异常的初始原因。

对于其他年龄段的情志变化，《黄帝内经》并没有详细描述，但从临床实践看，青少年情志主要表现为喜怒惊恐，中老年情志则以忧思为主；青少年情志多活跃善变，中老年人多平和稳重，说明年龄影响情志的说法具有充分的临床基础。

十、情志可致病

情志导致疾病在《黄帝内经》中论述非常详细，“怒伤肝”“喜伤心”“怒则气上”“喜则气缓”等经典的论述，被后世病学说广泛引用。但对于疾病导致情志异常的内容，后来并没有得到足够的重视。《黄帝内经》提出：肝病者，两胁下痛引少腹，令人善怒。虚则目𥉂𥉂无所见，耳无所闻，善恐，如人将捕之。认为善怒和善恐的原因分别为“肝病”“肝虚”，虽然没有明确指出是肝在气血阴阳那些方面的亏虚，但至少表明其病位在肝。《灵枢·本神》篇的描写较本篇进了一步，谓：肝气虚则恐，实则怒。心气虚则悲，实则笑不休。不但指出恐是肝的气虚引起，而且还提出了心气虚则悲，实则笑不休的病理观点。

上述两篇从病位所在的肝腑讨论情志与疾病的关系，《黄帝内经·素问·风论》和《灵枢·五邪》两篇又在病位的基础上赋予病因的内容。邪在心，则病心痛，喜悲时眩仆，视有余不足而调之其输也。这指出喜悲是邪在心的结果，而究竟是何种病邪，这里没说明。

《黄帝内经·素问·风论》的表述相对来说更为明确，谓：心风之状，多汗恶风，焦绝善怒吓，赤色，病甚则言不可快，诊在口，其色赤。肝风之状，多汗恶风，善悲，色微苍，嗌干善怒，时憎女子，诊在目下，其色青。认为心风者善怒，肝风者善悲也。

综上所述，《黄帝内经》认为影响情志的因素非常复杂，既有机体自身的因素如脏腑、经络、气血、阴阳等，又有外界环境的因素如运气变化，月亮周期等；既有生理活动的调节，又有病理情况的作用；既有体质等静态因素的影响，又有年龄等动态因素的参与。在惜字如金的秦汉以前，《黄帝内经》花费大量的笔墨研究情志的相关问题，足见其对情志的重视。以《黄帝内经》的论述为基础，后世逐渐形成了颇具特色的中医情志学说，随着社会物质文化生活水平的逐步提高，与情志相关的健康问题日益突出。因此，探讨情志对人体生理、病理活动的影响具有非常的重要意义。

论虚、邪、瘀致痹病的原理

痹症病因是正虚、外邪、血瘀。痹症的发生主要是卫外不固，腠理疏松，涉水感寒，汗出当风，坐卧湿地，使风、寒、湿邪乘虚侵袭，引起经脉闭阻，气血运行不畅所致。古书云，风、寒、湿三气杂至合而成痹。也有古书更明确地指出，痹症，营卫虚腠理不闭，久而成痹。吾通过几十年研究学习实践《黄帝内经·素问·痹论》归纳为以下三个方面：虚即正气亏虚。由于先天因素，大病、久病、妇女产后等情致正虚，虚不能抗邪于外而成痹病。邪即邪侵，指外感六淫之邪，侵袭人体主要是风、寒、湿邪侵袭人体导致痹病的发生。我们医者通过多年多数病例的研究和调查发现，部分患者是因居住环境差，多居潮湿地方或工作多在湿地所致。瘀即是受伤或跌伤，瘀血留滞或加因痰浊以及因七情多欲所致虚邪侵袭人体而久成痹。

一、病机为虚、邪、瘀搏结

痹病病机为虚、邪、瘀相互搏结，“不通”“不荣”主要有三种形式：一是邪随虚而转，证分寒热、风寒、湿热之邪侵袭人体后，寒热的转化，一般和抗体体质的阴阳盛衰有关，常分为寒热两大类证候；二是邪瘀搏击，不通尤甚，风寒湿热之邪气闭阻经络，气血运行不畅日久必瘀血（痰浊）内生，瘀（痰）阻滞经络，壅遏经气，与邪相搏，必致经络气血不通加重，表现为疼痛、肿胀，重则加剧，甚则骨节屈伸不便或畸形；三是因邪致虚，不通不荣并见，病之初正气不胜邪，必然伤正气，实则不通虚则不荣，故不通不荣互见也。虚、邪、瘀三者互相影响相互因果，形成恶性循环，使痹病的表现错综复杂，变症丛生，风、寒、湿、热邪痹阻经络，使经络和血脉运行不通。也就是通则不痹，痛则血脉、经络不通也。

二、辨证当从整体论

在以上虚、邪、瘀病因病机的基础上，我们应认识虚、邪、瘀辨证理论，从临床所见痹病，正虚、外邪、瘀血三者紧密联系，相互影响，往往是不可分割的，临床需从整体对待。具体的痹症患者可有以下不同的情况，或表现为虚为主，而邪、瘀较轻；或以正虚、邪实为主，而瘀较轻；或表现为邪实为主，正虚、瘀血较轻；或表现为瘀血为主，而正虚、邪实较轻；或以瘀血、正虚为主，而邪实较轻；或表现为正虚、邪实、瘀血较明显。“为主”者是主要矛盾，而非全部；“较轻”者为次要矛盾，而非不存在。虚、邪、瘀方面，某患者若以两个为主者，这个“为主”两者也有分量不同。若以两个较轻者，这个“较轻”两者也有分量不同。临床一定要分清孰重孰轻，才能把握治疗大法。临证时要对三者分别进一步分析，如正虚为主者，要进一步分清气虚为主，或肝肾虚为主，或脾胃虚为主等；邪实为主者，要分清风、湿、寒、热之偏盛或某二者、三者合邪均较明显等等；瘀血为主者，分清是瘀为主或痰为主或痰瘀互结，这是关键问题。

三、治痹应遵守四项原则

我们对痹病治疗要遵循以下四大原则。①扶正祛邪，标本同治，扶下以增强抗病能力，祛邪、散寒、攻逐、行气、破瘀，以达到病邪被驱之目的；②宣散疏通，依部位用药，宣散邪气，疏通经络，气血（痰）滞畅通，瘀（痰）滞自除，病邪自灭。在辨证的基础上，根据病变部位选用药物，或循经取药，以求药到病除；升降出入引经选药，使病邪随之而除；③因病制宜，异同相治，致病的时间、年龄、体质、季节及病程长短、生活环境不同，治则选方，药物用量亦不同；④守方变方，杂合以治。这是我们治病的关键，只要辨证准确，应守方守药，持之以恒，才能获效。我们在临床中常会出现以下几种情况，一是病症有减，二是病情平平（无大变化），三是加重（指病疼痛）。一者易守，二者难守，三者更难守，此时医者茫然无策，杂药乱投，是大忌也。只要确认辨证无误，则是药生效力，邪欲外透之故，可守方继进，方可获大效。针对病因，用多层次、多属性、多途径的方法治疗。如外敷、针灸、按摩等治疗，一定能把病治好。

四、痹病证治疗之要

痹病分为邪实、正虚、瘀痰三候，每候以寒热为纲，结合痹病，列证择方，简明实用，纲目清晰。如邪实候分为寒、热两证。

寒证又分为风痹、寒痹、湿痹三型。风痹治以祛风活血，散寒除湿。湿痹治以祛湿健脾，疏风散寒通络。基础方均为通痹汤（当归18克，丹参18克，鸡血藤20克，何首乌15克，海风藤18克，透骨草20克，独活18克，追地风15克，香附20克，千年健20克）水煎服，每日一剂，可随症加减。

热痹又分为湿热痹、热毒痹、风痰痹、寒热错杂痹四种，湿热痹治以清热除湿、宣痹通络。基本方用清痹汤（忍冬藤50克，败酱草30克，土茯苓20克，当归身20克，络石藤18克，青风藤20克，生地20克，丹参20克，香附20克，骨碎补20克，桃仁15克）水煎服，每日一剂，可按病情服之。热毒痹治以清热解毒，凉血通络，方用清瘟败毒饮。寒热错杂治以温经散寒，清热除湿，方用桂枝芍药知母汤。正虚候也分为寒、热两证，寒证又分为气（血）虚痹、阳虚痹两种。气（血）虚痹治以补益气血，活络祛邪，基本方用黄芪桂青藤汤

（黄芪30克，桂枝15克，白芍20克，青风藤25克，鸡血藤30克，炙草10克，生姜5片，大枣16个，当归身20克）水煎服，可按病情治之。瘀血（痰）候也分为寒、热两证，共同治法为活血化瘀，通络宣痹。基本方为化瘀通痹汤（当归身20克，丹参20克，鸡血藤30克，川芎15克，乳香15克，桃仁15克，没药15克，延胡索15克，香附15克，广木香15克，透骨草15克，何首乌20克）水煎服，也可按病情轻重治之。

人生有生便有死

人生如戏，日出日落，物物不灭，生生不息……生是死的开始，死是生的希望。人自出生的那一刻起，便开始生命的倒计时；人活在当今，要惜秒如金，生命就在呼吸之间，每一秒都是下一秒的“过去”；产房和墓地是人生最平等的两个地方，不论是富贵贫贱，好人和坏人，在这两个地方都是一样的。人握着拳来到这个世界，仿佛在说：“整个世界都是我的。”但在离开人世时，人都是摊开手掌，仿佛在说：“看吧！我什么也没带走。”

人尽管是哭着来到这个世界，迎接他的却是一片笑声；人可能笑着离开这个世界，送走他的却是一片哭声。一个人真正的财富，是他在世时做的好事。一个人离开人世时，人们不会记住他留下多少金钱财产，但会记住他生前做过多少好事。

生老病死乃一切生物的客观规律，谁也逆转不了，但实践又证明，生活无节，心胸狭窄，就会缩短生命；反之则能健康长寿。人生在世要心胸坦荡，光明磊落，别人发财眼不红，别人升官不生气，把金钱和名利置之度外。不能看见叶落花谢，行云流水，就触景伤情，多愁善感，叹年老华之消逝，畏起死之将至，一定要保持乐观的情绪和宽广的胸怀。好生恶病死，是所有生物之本能。作为万物之灵的人，更是不能例外。人一到老年，便会想到死，更是非常自然的。

谈中医对产后痹病的治法

妇女在产褥期或产后，可能会出现肢体疼痛、麻木、酸楚、畏风、怕冷，重则及关节活动不利等症状。民间俗称“产后风”。中医称之为“产后痹”，亦有产后身痛、产后中风、产后痛风之说。产后痹多发生于产褥期或产后百日内。但由于失治或误治而几年不愈甚至反复发作，严重干扰了患者的工作和生活。我们医者认为凡是产后或褥期发生的病症统称“产后痹病”。这是妇人产后正气虚弱之时外感风寒湿后，致四肢关节疼痛、筋脉拘挛的一种病症，痹就是不通的意思。中医认为，女子怀孕生产，最易耗伤气血，造成身体虚弱。再加上自身不注意调节保养，使风寒湿邪气乘虚而入，从而出现肢体疼痛不适、活动不利的症状。产后痹为妇女产后的专有病症，总结其发病特点有三点：必有虚，兼有邪实，情志为辅。简单来说就是体质差，有实邪，心情不舒畅。所以治疗产后痹病要注意调养生身，增强体质，祛除病邪，消除病症，注意增加营养，调整心态，身心同治之。

一、补虚是基础

妇女在怀孕时将大量的营养和能量供应给胎儿，身体抵抗力多少会有下降。待到产中大量失血，或者剖宫产，小产对人体更是损伤，气血亏虚，不能滋养肌肉、皮毛、筋骨，就会出现麻木，肌肉关节酸痛，活动不利的症状，治标要治本。产后诸疾，先以大气血，纵有他疾，以未治之。意思就是说，产后不论得什么病都要考虑到气血已虚，体质不强，所以要以补为基础。

补益脾胃，肝肾是重点。中医认为肝主筋，脾主肌肉，肾主骨，此三脏气血不足，不能正常行使其功能，就会产生关节、肌肉、肌表的疾病。脾胃是后天之本，饮食需要经过脾胃的运作，才能变化为气血，以滋养人体充实元气；肾为先天之本，是人的元气所在，而元气则与人体抵抗疾病的能力密切相关。脾胃健旺，人就有食欲，且能将饮食顺利化生为气血，气血足则补体内的诸脏之虚损，二则充实体表肌肉皮肤，使邪气无法乘虚而入，以达到增强体质，提高免疫力的效果。若脾胃虚弱，则气血化源不足，无以荣养四肢百骸，无以补充元气，使抵抗力变差。脾虚就不能将食饮很好地转化，也会造成湿邪内生，阻滞经络，进而产生疼痛、麻木、活动不利等诸多经络痹阻不通之象。

女子以血为本，以肝为先天，中医认为肝脏的功能之一是藏血。女子妊娠生产及产后均会有气血亏虚，除了补益先后天脾、胃、肾，也当酌情补益肝血，使肝功能正常运行。肝的另一个功能是调畅气机，气机可推动血行，帮助人体气血运行通畅，经络无阻，更能协助调整脾胃气机功能，使饮食运化得以正常进行，以助气血生化。

治疗产后脾虚，除了直接补益气血，如给予四物汤、八珍汤或加桑寄生、炒杜仲、补骨脂以补肝肾、强筋骨外，亦要重视补脾胃、调营卫，故方中常加莲子、山药、白扁豆等或用黄芪、白术、党参、茯苓、白芍，桂枝汤等补气健中之品调理脾胃。脾胃功能健旺，气血充足，全身得以濡养，才能抵抗疾病的发生或祛邪外出。

二、随证以祛邪

古书云：夫产后气血气损，即易产力壮者，尚有感疾为终身之患。产母不可恃健，不行保重，劳碌以损其营，多食以伤其胃，外感六淫之邪，内受七情之气，为患莫测。产后体弱，气血不足，倘保养不当，极易感邪获病，产后起居不慎，寒湿不适，或失于调养，或因过于进补滋腻之品而内生温热，或因情志不舒，气机郁滞经络，致使外感风寒湿热等邪气，内生痰浊瘀血，阻滞经脉，内外邪互结而发病。治疗时要祛邪外出，可以根据感邪的情况，灵活运用清热利湿，行气活血，疏风散寒等多种方法。内有湿热者，证见舌苔黄腻，阵热出汗，口干口苦，可加四妙散加减。有瘀血者，加几片姜黄、泽兰、赤芍等。风湿在表者，证见头重、头痛、腰疼、肢体重着无力，加白芷、桑枝、当归。寒邪偏重，证见怕冷，四肢不温等，可加细辛、附子、生姜等治之。

要注意的是，在用药时切记气血已伤，元气已损，不要一味祛邪，独用大剂辛散祛风或寒凉之品，使得气血受伤，脾胃受损。须当攻补兼施，平调阴阳，注重顾护脾胃后天生化之源，使气血得以运行，正气乃充，邪气则退。若当邪重而需急祛邪之时，亦要谨慎小心，中病即止，以防治而使气血更伤，病情更重，这应视证施治之。

三、情志畅则病减

情绪变化与脏腑气血有着密切的联系。因此情志的变化既可以反映脏腑气血的变化，又能够影响脏腑气血的运行，从而影响疾病的发展和预后。女性属阴，以血为体。一般来讲，女性的感情较男性脆弱、细腻，常易因忧郁悲哀、思虑等情志刺激而发病或加重病情。正如古书中所说，妇女百病皆自心生。产后女子血虚气耗，不能涵志养神，更是如此。妊娠后，女子情绪易于波动，除了因怀孕而产生的兴奋、不安等情绪之外，身体状况对于情绪的影响也很大，且情绪和身体状态的作用是相互的。

脾胃与思虑关系密切，女子思虑太过，气机阻滞，脾胃升降失司，而致痰湿内生，湿浊困脾。患者不思饮食，再加上脾胃运化，升降功能更弱，气血生化无源，不能荣养全身且气机不畅，湿邪阻络，以致经脉不通，气血凝滞，不通则痛。患者病后情致更加不舒，如此以往，恶性循环，病情更甚。

肝与情志关系最为密切，且肝与气血运行亦有直接关系。气血亏虚，肝血不充，不能涵养情志，或致肝阳上亢。病人稍有刺激，就易发怒，不能控制自己情绪，气虚无力，肝气不疏，可见精神抑郁。妇人妊娠生产若情绪不佳，不能自行调节疏导，则致肝郁气滞，致使气机升降失调。或瘀滞经络为痹；或上冲发为晕眩；或化火而烦躁易怒更甚；或肝火与体内痰湿瘀血相结，而使病情更为复杂，经脉不通，气血不行。故而治痹可从情志调，焦躁或心情不舒时易出现头胀头痛，口苦咽干，胁肋部窜痛，胀痛爱叹气，胸闷不舒等症状，可加少量川楝子、元胡、香附、砂仁等疏肝理气之品治之，以助通经络而除痹，或再加逍遥散，白芍以疏肝柔肝，肝气疏而情志调也，使治疗达事半功倍的效果。

产后痹由产后失养引起，起病缓慢，症状隐匿，病情较长，时轻时重。治疗的关键是乘邪浅病轻时及早治疗，以免病邪入里而发生其他变证。治疗时除了对患者本身症状做出评估，更应根据患者所处季节、环境、生活习惯和地域的不同而灵活用药，调整情绪对产后痹病的预后转化有很人影响。特别是产后痹病人应自身调理、药物调理、饮食调节，适当锻炼，不能过度劳累，使心情舒畅，有益恢复健康。

仲景论治未病

中华医学历史悠久，中医学理论奠基之著《黄帝内经》最早已提出“治未病”。

“治未病”学说，是中医独特的预防医学理论，治未病的学术思想最早见于《黄帝内经》之中。仲景师在《黄帝内经》的基础上继承和发展了这一理论学说，将“治未病”的学术思想贯穿于《伤寒杂病论》全书的始终，其中《金匮要略》把上工治未病列为全书之首，开编之纲。《伤寒杂病论》中虽无“治未病”之明文，但在六经辩证理论体系中，理、法、方、药运用规律处处体现着预防医学精神。因此“治未病”是仲景师指导临床辨证论治的重要原则之一。“治未病”的思想在仲景师学术中已形成较完整的学术体系，其中包括未病先防，既病早治，防病防传，未变先防，已病防变，病愈防复的指示。我们从临床医学治疗实践中体会仲景师“治未病”“治欲病”“治已病”“治愈病”四个层次。

一、未病先防是治未病的预防原则

治未病的主要内容是重视预防，提倡养生。古书云：夫人禀五常，因风气而生长，风虽能生万物，亦能害万物……若朋脏元贞通畅，人即安和，客气邪风，中人多死。这提示养生是预防疾病的首要条件。如何养生？仲景师所论诸多，我们归纳为四个方面。

1. 调神养心：仲景师倡导恬惔虚无，精神内守，责怪唯名利是务，认为必须重视调养心神，方是保向长全，以养其生的关键。

2. “四时”养生：仲景师重视四时养生，如君子春夏养阳，秋冬养阴，顺天地之柔刚也，主张若人能养慎，不令邪风干忤经络，即是说当顺应四时，外避邪风，养护健身，方能防患于未然也。

3. 择选饮食：仲景师云：不闲调摄，疾疢竞起。指出饮食养生的重要意义。又明言道：凡饮食滋味，以养于生，食之有妨，反能为害……所食之味，有与病相宜，有与身为害，若得宜则益体，害则成疾。强调饮食合理是健身防病的关键。故在古书云：服食节其冷、热、若、酸、辛、甘，不遗形体有衰，病则无由入其腠理。可见饮食性味，合于形体，相宜与忌，四时皆应，是养生防病的重要因素。

4. 房事养慎：《黄帝内经》提出，房室勿令竭乏。此一语道出房事养生的关键重在节制房事，以防损伤元气致诸病丛生，故房事养慎自古就十分重视。总之，仲景师重视养生，预防疾病，消未起之患，治未病之疾，医在无事之前，不求既逝之后，故以未病先防首之道理也。

二、既病早治是治未病的防患原则

“治未病”的第二项原则，旨在突出早期治疗，防微杜渐，将疾病消灭在初期阶段。《黄帝内经》云：上工救其萌芽……下工救其已成，救其已败。总在强调早治初治。再如适中经络，未传于脏腑，即医学之。四肢才觉重滞，即导引吐纳，针灸膏摩，勿令九窍闭塞。所以“上工”善于早期治疗，切不可贻误病机，导致传变也。

三、已病防变是治未病的预防原则

六经病证有传有变，内伤杂病亦有传变，故须及时辩证已病，同时采取预防性治疗措施，防止病邪传变，做到辨证论治与辨证先防相结合，此医家必备之法术。

已病防传：“传”指病情顺着一定的趋向发展。一般说，凡病邪侵袭，邪气内传，则病证由表传里，由阳入阴，故防邪内传，属当务之急。如太阳病……若欲作再经者，针足阳明，使经不传则愈。此为六经病证防止传经之法。又如夫治未病者，见肝之病，不解实脾，当先实脾……此治肝补脾之要妙也。又如中工不晓相传，见肝之病，不晓实脾，惟治肝也。仲景师举例说明治疗杂病时防止脏腑相传的方法，此皆为治未病学术的思想体现。

未变防变：“变”是指病情在某种特殊条件下发生了改变。“传”与“变”多互称为病情的进展。若病情急剧变化发展时，则当防止病情转为危重，应积极采取防治措施，力挽败途。如阳明病中的清热救阴法与峻下攻实法，皆为防止病情危重即设。

已变防逆：若疾病已进入危重之势，为防止病情变逆，危及生命，则当从速采取急救的防治措施。如少阴病，急下之以存阴之法，急温之以回阳之法，均是急救之法。此外，仲景师在救治之中论述了众多死证，以示病情的危急，当务救急，以挽阴阳离绝之势，此为预防危逆而设也。

四、初病防变是治愈病的康复原则

疾病新瘥，气血未壮，元气未复，阳阴未和，宜采取一些防治措施以促进康复，其方法有二。①促阴阳自和。若亡血，亡津液，阴阳自和者，必自愈。阴阳自和的途径，一律不用药唯静养，自然能阴阳自和，早日康复。②防病复发。《伤寒杂病论》最后一篇辨阴阳易差后劳复病脉证并治专论，诸病证论治方法，意在提示医患注意预防疾病复发。预防的重点在于防止劳复、食复、房劳复、阴阳易、感邪复、伤神复等多种因素。此外，强调保胃气、存津液的原则，以防伤元气为先。总之仲景“治未病”学术思想对预防医学有重要的理论指导和实践意义，为研究现代预防医学启迪思路。所以我们医者必须认真学仲景师理论，结合实践，做到预防为主，治疗为辅，也就是预防与治疗相结合的原则，达到“治未病”的目的。

论医者之心

尊敬的各位首长、各位专家教授、老师们！

大家好！

为研究中华医学的新发展，杏林同行齐聚京都。我作为一个乡镇医疗工作者，能参加这样高档次会议，感到非常荣幸！由衷感谢中国药管局、中国卫生联盟领导和这次组委会为我们搭起一个研究中华医学，学习和交流的平台。在此，我怀着无比激动的心情占用大家一点宝贵的时间，作一个肤浅的发言，为向大家学习与交流。

中华传统中医学历史悠久，源远流长，博大精深，浩如烟海。历代的名医华佗、张仲景、李时珍等的宏篇巨著，举世瞩目，是中华民族的瑰宝。几千年来，中华医学以及医学工作者为国家的繁荣、民族的昌盛、人类的健康幸福作出卓越的贡献，同时使中华医学宝库不断殷实。现在谈“医者，父母心”——“仁心、孝心、诚心”。

“医者，父母心”就是医者“仁术、仁爱”“悬壶齐世”治病救人的理念，真诚地热爱病人，注重生命，尊重人格，济世活人。古而言：“仁天下之事不一，活人为大，活人之事亦不一，医为重，医之为道能活人，亦能杀人”。这是我们医者的一点“仁术”“仁爱”认识，也是医者自勉，为告诫子孙后代不得求名争利，做一个乐善好施、重仁重义的人。“仁心、孝心、诚心”的医风医德，虽然打上了封建社会制度的烙印而有所局限，但传统医学的美德仍值得我们提倡和学习。即使在当今社会，对于医务工作者来说，“三心”精神也是必须具备的。当然，在今天来诠释这“三心”，归根结底就应上升为一个社会责任感问题，即对自己、对家庭、对社会、对国家、对人类的责任感。儒家的“修身、养性、齐世治国、和谐天下”，实际上也是对责任感的高度概括。责任感是每个医者的思想、觉悟、道德和良知等可贵品质的高境界产物，也是个人成才的重要素质。对一位医务工作者来说，具有责任感，就是要明确自己特殊的社会角色。具体地说：第一，对自己最亲近的人责任感。在社会关系中，每个人都有自己最亲近的人，如：父母、兄弟、姐妹、婶嫂等。只有懂得爱自己的亲人，怀有一颗爱的赤心，才能去热爱祖国和人民，热爱自己的事业。怀有一颗善良的心，才会善待患者。第二，对周围人的责任感。社会是由许许多多的个体组成的，在社会中，人与人之间存在着各种各样的必然关系，医者与患者的关系就是当今社会的一个重要庞大的特殊关系群。有强烈的社会责任感，才能时刻关心国家的发展、民族的腾飞，树立对人民、对民族、对国家、对社会进步、对世界发展、对人类健康幸福的责任感，在科学发展观的基础上更高层次、更高境界的深化发展。

人类的疾病深深地考验着广大医务工作者。千百年来，在与瘟疫、非典、甲流的斗争中，我们医者面对死亡的威胁，临危不惧，延伸着患者生命的历程。我们在没有硝烟的战斗中，用血肉之躯，用崇高的信念，用“仁术、仁心、孝心、诚心”和精益求精的技术，为中华医学事业，为人类的健康，我们筑起战胜疾病的不倒长城，我们永远铭记这光辉的历史。医务工作者悬壶济世，舍生取义，使中华医学的精髓得到回归。杏林空前繁茂，国家之幸，人民之幸。

而今迈步从头越，中华民族已迈进了更加繁荣昌盛的新世纪。中华医学事业任重而道远，面临着新的挑战。我们要创新改变世界，创新是一个民族的灵魂，是国家兴旺发达的不竭动力。中华传统医学事业要走向世界，让世界了解中国是中医学的起源国。中医中药中国行，中医学的发扬光大，有赖于中医人的代代相传，有赖于中医魂的固守熔铸，有赖于中医学的传承。何谓传承？传者，传其思想，传其学术，传其医德，传其“仁心、爱心、诚心”。传乃传播流衍，绵绵不断；承者，承其精髓，承其精神，承其风格。承乃血脉相承，薪火不绝。传者，为师传道、解惑、殷殷授业，甘当人梯。

古诗云：“新竹高于旧竹枝，全凭老干为扶持，明年再有新生者，十万龙孙绕凤池。”承者，为生之任，为生当发皇古义，吸纳新知，精勤不倦，志存高远，青出于蓝而胜于蓝。于是中医之学，中医之人，中医之魂，一气贯通，吾道昌盛。传统中医学事业不断向前发展，技术不断改革创新，对照新成就找差距，抛弃不足，发扬优势，不断地学习新知识、新技术，以新的精神面貌迎接新的挑战。为开创中华中医学事业的新世纪，我们医者应做到无处无让利，也就是处处事事让方便给人家，多让方便利益给患者。你就是走到天涯海角，人民群众都尊重你、爱戴你。医生要有医德的修养、品德的修养、行为的修养和技术的精湛，要做到爱、敬、谦、诚这四个字，也就是言必信、行必稳、风必正。

杜绝收红包，拿倒扣，非语勿听，非礼勿视，把病人的痛苦当成自己亲人的痛苦一样看待，解决看病贵、看病难的问题。中华传统中医学要不断向前发展和发扬光大，继续挖掘中华传统医学宝库，继承“医者，父母心——仁心、孝心、诚心”，为人类的健康多做贡献，完成历史赋予我们医者的使命。最后祝大会圆满成功，谢谢大家！

学习新知识，迎接新挑战

（2009 年 7 月 25 日在人民大会堂发言）

尊敬的各位首长、各位专家、老师们！

大家好！

为研究中华医学的新发展，杏林同行聚京都。我作为一个乡镇医疗工作者，能参加这样高档次的会议，感到非常荣幸！由衷感谢卫生部、国家中医药管理局、中国卫生联盟领导和这次组委会为我们搭起一个研究中华医学，学习和交流的平台。值此，我怀着无比激动的心情占用大家一点宝贵的时间，作一个肤浅的发言，为向大家学习与交流。

我们中华医学历史悠久，源远流长，博大精深，浩如烟海。历代的名医华佗、张仲景、李时珍等的鸿篇巨著，举世瞩目，是中华民族的瑰宝。几千年来，中华医学为国家的繁荣、民族的昌盛、人民的健康幸福作出卓越的贡献，同时使中华中医学不断地发展。中华医学也曾经历浩劫，1949 年前，惨遭帝国主义列强铁蹄的蹂躏，损失惨重。“文化革命”前后期间，由于极“左”

路线的鄙视和破坏，中华传统中医学事业奄奄一息。沉舟侧畔千帆过，古树前头万木春。伟哉！中华伟人邓小平吹起改革开放的东风，党和政府对中华医学事业极度重视，实施了一系列发展中华医学事业的政策，迅猛地激活了医学事业的复苏和发展，杏林空前枝繁叶茂，可喜可贺。特别是党和国家领导人胡锦涛主席、温家宝总理，重视民生问题，提出“以人为本，执政为民”，实践科学发展观，构建和谐社会。为解决看病贵、看病难的问题，国家实行医疗改革，大量投资农村医疗合作及卫生事业，提倡挖掘传统中医学宝库，使我国医学事业如日中天，生机勃发，成绩辉煌。广大医疗工作者遵循伟人关于“救死扶伤，实行革命人道主义”的教诲，以名医华佗、张仲景、李时珍和国际名医白求恩为榜样，精心钻研医术，积累经验，树立高尚的医德医风，为患者解除疾病苦难，殚精竭虑，受到人民的信赖和拥戴。

人类的疾病深深地考验着广大医务工作者。在与非典的斗争中，我们面对死亡的威胁，临危不惧，延伸着患者生的历程。我们在没有硝烟的战斗中，用血肉之躯，用崇高的信念和精益求精的技术，为中华医学事业迎来了一个又一个的胜利。我们筑起战胜疾病的不倒长城，我们永远铭记这光辉历史。医疗工作者悬壶济世，舍生取义，使中华医学的精髓得到回归。杏林空前繁茂，国家之幸，人民之幸。

而今迈步从头越，中华民族已迈进了更加繁荣昌盛的新纪元。中华医学事业任重而道远，面临着新的挑战，我们要创新改变世界。创新是一个民族的灵魂，是国家兴旺发达的不竭动力。中华传统医学事业要走向世界，让世界了解中国是传统中医学的起源国。中医学的发扬光大，有赖于中医人的代代相传，有赖于中医魂的固守熔铸，有赖于学术的传承。何谓传承？传者，传其思想，传其学术，传其医德。传乃传播流衍，绵绵不断；承者，承其精髓，承其精神，承其风格。承乃血脉相承，薪火不绝。传者，为师传道、解惑、殷殷授业，甘当人梯。古诗云："新竹高于旧竹枝，全凭老干为扶持，明年再有新生者，十万龙孙绕凤池。"承者，为生之任，为生当发皇古义，吸纳新知，精勤不倦，志存高远，青出于蓝而胜于蓝。于是中医之学，中医之人，中医之魂，一气贯通，吾道昌盛。中医学事业不断向前发展，技术不断改革创新，对照新成就找差距，抛弃不足，发扬优势，走具有中国特色的中华医学发展道路。我们要不断地学习新知识、新技术，以新的精神面貌迎接新的挑战，为开创中华医学事业的新纪元乐此不疲。我们医疗工作者应做到无处无让利，也就是处处事事让方便给人家，多让方便利益给患者。你就是走到天涯海角，人民群众都尊重你、爱戴你。医生要有医德的修养、品德的修养、行为的修养和技术的精湛，做到爱、敬、谦、诚这四个字，也就是言必信，行必稳，风必正。杜绝收红包，拿倒扣，非语勿听，非礼勿视，把病人的痛苦当成自己亲人的痛苦一样看待，解决看病贵、看病难的问题。回顾过去，无限感慨；展望未来，桑榆非晚。在座的教授、老师们，我们虽已年过花甲，但夕阳无限好，晚霞尚满天。我们要继续发挥余热，与时俱进，为发展中华医学事业，继续挖掘中华传统医学宝库，为人类的健康多做贡献，完成历史赋予我们的使命。最后祝大会圆满成功，谢谢大家。

参考文献

《伤寒杂病论》
《黄帝内经》
《金匮要略》
《中医临床荟萃》
《中西医结合论治疑难病》
《中医临床精要》
《中医论治奇难杂症》